Conditioned Reflex Control Technique

物質使用障害への 条件反射制御法 ワークブック

長谷川直実・平井愼二 著

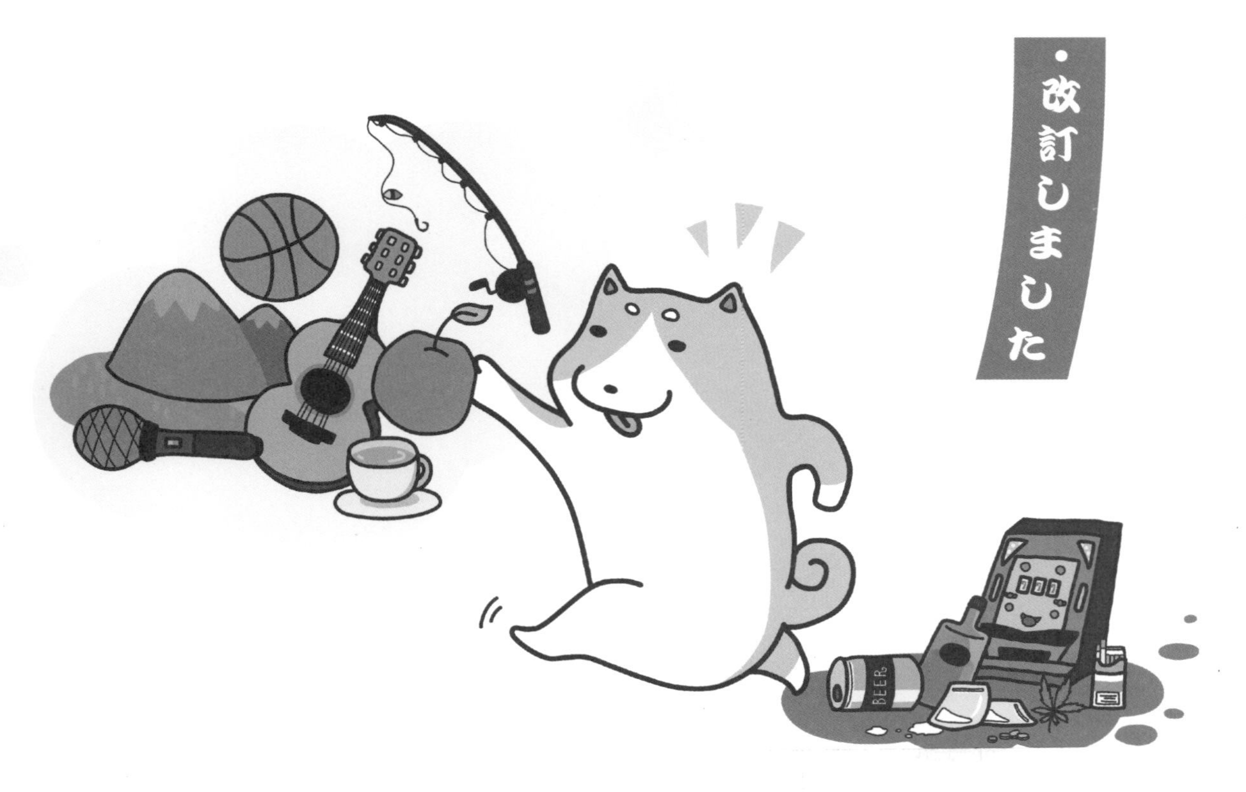

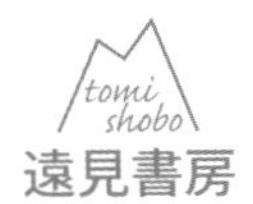

遠見書房

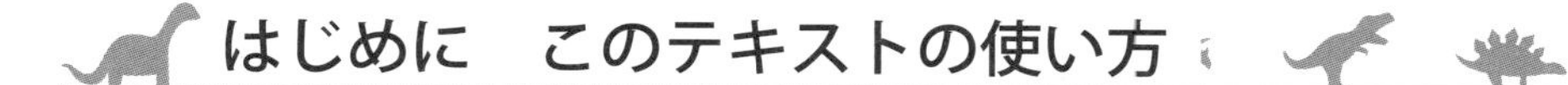

はじめに　このテキストの使い方

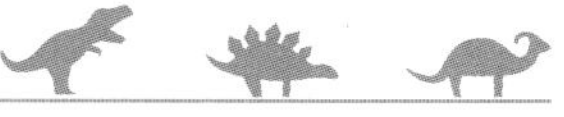

（1）進め方

このテキストは，デイケアや，外来，刑務所，少年院，保護観察所，回復支援施設などで条件反射制御法（CRCT; conditioned reflex control technique）に取り組みながら物質乱用からの離脱を図るためのテキストです。

グループでも個別でも使うことができます。

テキストで物質乱用のメカニズム，症状，問題，離脱のための取り組みなどを学びながら，同時に条件反射制御法のステージも進めることができるように，全体を22回に分けて構成されています。

指導にあたる方は，条件反射制御法のステージの切り替わり以外の回でも，その回のテーマに入る前に条件反射制御法の作業の進捗状況およびキーワード・アクションの確認をお願いします。

テキストの進行に条件反射制御法の作業の進捗が遅れている場合は，作業が次のステージに進むのに十分な状況になるまで，テキストの進行を待ってください。その間，個別治療では，テキストの内容以外の通常の診療やカウンセリングを続けます。グループでプログラムとして取り組んでいる場合は，テーマを設定したミーティングをおこなうなど，その治療環境に合わせた工夫をしてください。

（2）プログラム中の再乱用について

条件反射制御法の第1ステージ（制御刺激ステージ）中に参加者の中にスリップ（再乱用）した人が出た場合，その人はキーワード・アクションの累計が200回を超えていても，最後の乱用から1カ月程度，間隔をあけてから次のステージに進むことが望まれます。

グループでこのテキストを使ってプログラムを進めている場合，再乱用があった参加者は，第2ステージの疑似作業に進む第11回では疑似作業はせずに，説明だけを聴きます。途中，疑似作業に進める時期が来たら，個別に指導し，疑似作業を開始します。

社会内処遇において，第2ステージ以降で再乱用があった場合は，疑似，想像作業は一度ストップして，キーワード・アクションのみを続け，1カ月程度の間隔をあけてから，条件反射制御法のステージを進めます。条件反射制御法以外のプログラムには参加し，第22回が終了しても維持ステージまで達していないときは個別で対応します。

しかし，グループによっては，その人を待ってプログラムを終了したいという雰囲

気になっている場合もあるでしょう。その場合，治療環境が許すなら，グループミーティングや条件反射制御法維持ステージのフォローアップを続けながらその人が維持ステージに達するのを待って，1クール修了とすることもよいと思います。

刑務所や病棟などの閉鎖された環境ではなく，デイケアや地域の施設などでこのプログラムに取り組む場合，再乱用したことをそのまま作業票に記入し，また，話せるように働きかけてください。このプログラムを開始してすぐに欲求がなくなるわけではないですし，地域で生活していて刺激を受けて欲求や反応を起こすのは当然のことです。物質使用障害とはそのような障害なのですから。

違法薬物の乱用者の場合，条件反射制御法を∞連携（取締官や保護観察官の面談と簡易薬物検出検査を用いた取り組み）の中で実施するのがよいでしょう。[1)]

このテキストが，物質乱用からの離脱を目指す人たちと支援する人たちの役に立つことを祈念いたします。

改訂版に向けて

条件反射制御法ワークブックの初版が刊行され，デイケアや刑務所内のプログラムで使っていただけました。また，嗜癖問題について学ぶためにワークブックを購入する方々もおります。いったん止まっていてもストレスが加わると癖になった行動は再燃しやすくなります。維持ステージに入ってからの再燃を防ぐために，嗜癖行動の代わりに生活を豊かにしてくれるものを見つけることができるように，そして自分自身のストレングスに気づくことができるように，CRCT プログラムをバージョンアップしました。

このワークブックがひとりでも多くの人の回復の助けになることを希望します。

もくじ

もくじ

表紙・本文イラスト：大塚美菜子

物質使用障害への
条件反射制御法ワークブック

第1回

やめられない行動・癖になっている行動について

生物の行動の基本

生物には，生きて子孫を残す行動として，３つの基本的な行動があります。

「防御；天敵から身を守る」
「摂食；食べる，栄養を取り込む」
「生殖；セックスして子孫を残す」

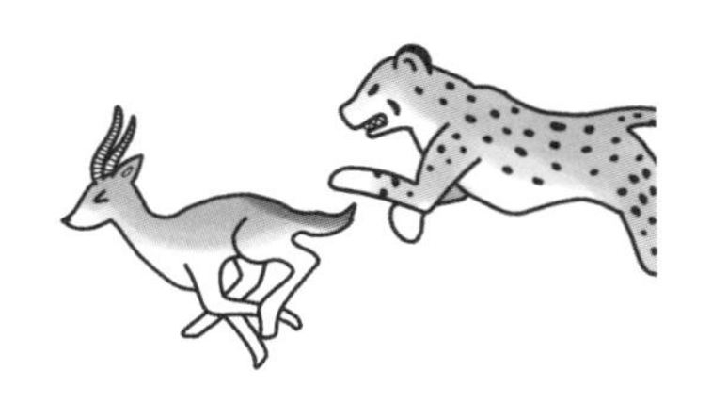

防御

摂食

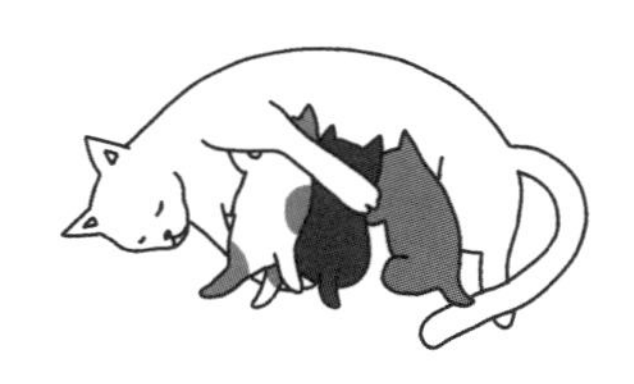

生殖

人間も生物であり，その進化の長い歴史において，それらの３つの行動につながる営みが，反復して生じてきました。これらの行動につながる営みがへたであれば，死にたえます。言いかえれば，防御，摂食，生殖を支える神経活動が定着しやすい生物が生き残ってきたのです。つまり，私たちの脳にはこの３つの行動を支える神経活動は定着しやすいのです。

また，一群の生物種が新たな環境に入り，その生物種が環境にたいして新たな神経活動で対応して，防御，摂食，生殖をおこなうとき，これらの神経活動は長い，長い年月をへて一部が遺伝子に組み込まれていきます。

人間を含む動物は，本来は，自己保存と遺伝を支える基本的な３つの行動である防

御，摂食，生殖につながる行動を定着させ，後に反復するシステムをもっています。防御，摂食，生殖に成功すると，その神経活動を定着させる効果をもつ「生理的報酬」が生じます。また，同時に，安堵，満足，快感を感じることが多いですが，これらは生理的報酬とは別のものです。私たちがある行動をくりかえすのは，安堵，満足，快感を感じるからでなく，生理的報酬を得られるからなのです。

ところがこのシステムがいろいろな理由で動きすぎて，ひとりの人間の健康や生活にダメージを与えてしまう行動であるにもかかわらず，そのような行動を反復させることがあります。

自然界においては，生理的報酬は，防御，摂食，生殖に成功したときに生じますが，覚醒剤やアルコールなどの物質は，それを摂取すると生理的報酬と同じような神経活動が脳内に生じてしまいます。たとえば，覚醒剤は打ったあとに，頭がさえわたって心臓がドキドキし，毛が逆立ち，闘いのときのような身体変化が起こります。まるで闘って防御に成功したかのように，脳がだまされてしまうのです。また，覚醒剤を乱用してセックスやマスターベーションをしていたような場合は，生殖が成功したときと同様の反応が生じて，より強く定着してしまいます。

今日のワーク

○ 薬物・アルコールなどの物質以外であなたの脳に定着し，癖になっている問題はありますか。書き出してみましょう。

第2回

なぜやめられなくなるのでしょうか

19 世紀のおわりから 20 世紀のはじめにかけて活躍したロシアの医学・生理学者であるイワン・ペトロヴィッチ・パヴロフは，有名な条件反射学説をとなえました。パヴロフ博士は，人間の行動が神経活動の複雑なつながりでなりたち，そしてその活動に法則があることを説明したのです。[2)]

人間の行動は，反射の組み合わせでなりたっている

アルコール，ドラッグ，たばこ，ギャンブルなどは，やめようと決心してもなかなかやめられないことを，皆さんは理解できますね。やめようと決心した自分と，やめられないでまた手を出してしまう自分と，まるで脳の中には２人の自分がいるように感じたことはありませんか。もしもそのように感じるなら，その感覚は正しいのです。人間の脳には，人間だけがもつコントロールシステムと人間を含む動物全体がもつコントロールシステムがあります。この２つのコントロールシステムがたがいに影響しあって，行動が決まるのです。

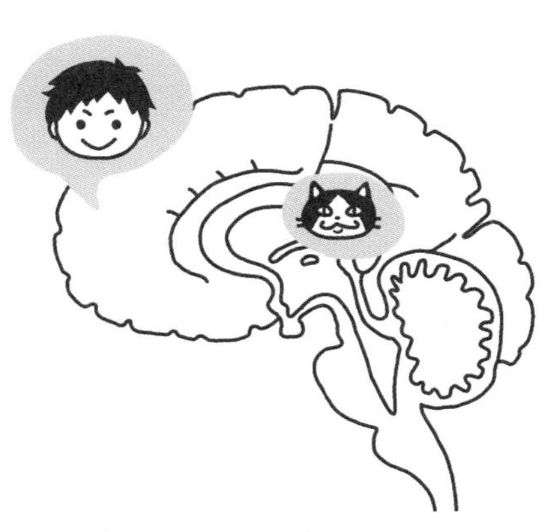

脳の中の２つのコントロールシステム

脳の中のこの２つのコントロールシステムを第一信号系，第二信号系とよびます。

（1）第一信号系

第一信号系は，人間だけでなく，動物全体にそなわっています。人間の脳の中では，人間になる前からもっている部分がこれにあたります。

第一信号系の神経活動は，環境からある１つの刺激が入ると，定まった反射が働いて，反応が生じます。その反応が刺激になり，次の定まった反射が働いて，反応が生じます。その反応が次の……というように反射が連鎖して，１つの方向に無意識に向かっていきます。つまり，一定の行動を一本道のような反射連鎖でつかさどるシステムが第一信号系です。

第一信号系の神経活動の基本的なものは次の２種類があります。

① 無条件反射

神経活動には，親からもらった遺伝子からできる無条件反射つまり先天的な反射が連鎖して，行動の本流をつかさどるものがあります。これを先天的反射連鎖ともよびます。これは動物が，生まれつきもっている神経活動です。たとえば，私たちの心臓は生まれつき自動的に動いていますし，呼吸も意識せずにできています。食べ物を口に入れると，唾液が自然と出てきて，食べたものを消化します。

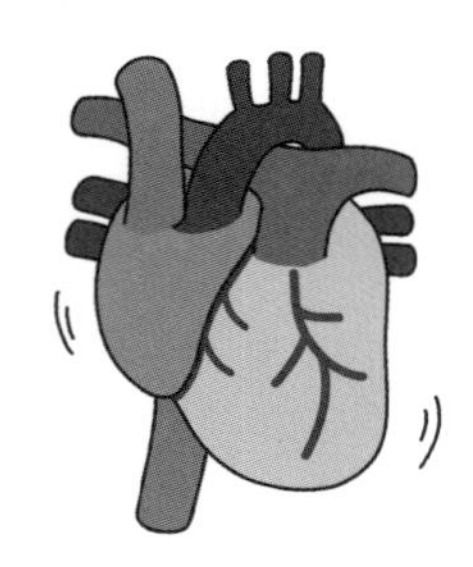

② 条件反射

神経活動には，生後の環境とのやりとりによって成立した条件反射つまり後天的な反射が，一本の連鎖となって行動の本流をつかさどるものがあります。これを後天的

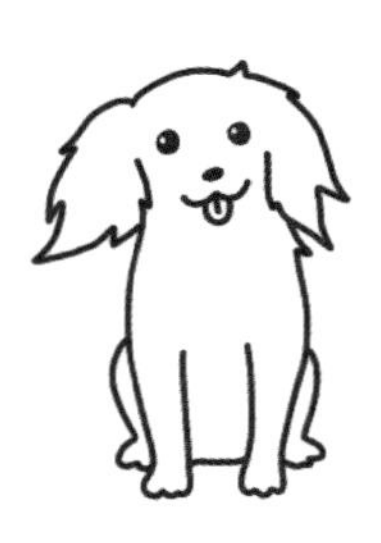

反射連鎖ともよびます。条件反射は，生まれてからの経験によって定着した神経活動です。

たとえば，飼い犬に「おすわり！」と言っておすわりのポーズをとらせて飼い主がおやつを与えることをくりかえすと,「おすわり」の言葉で円滑におすわりのポーズをとるように条件づけられます。

癖になった困った行動は，後天的反射連鎖であやつられていると思われますが，困った行動だけでなく，家事，道順，楽器演奏，携帯電話操作，運転，空手の型など日常的で慣れた動作も後天的反射連鎖であやつられているのです。

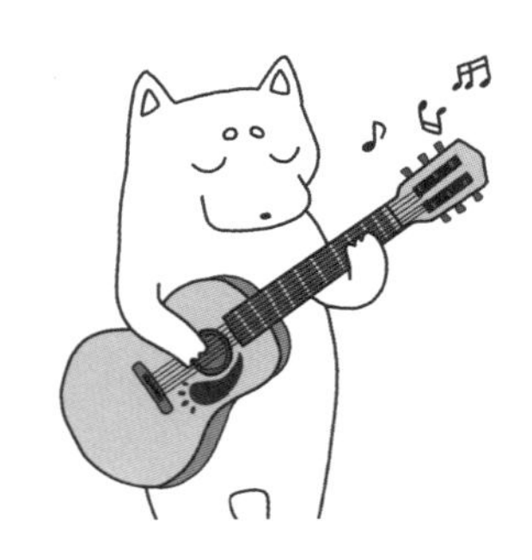

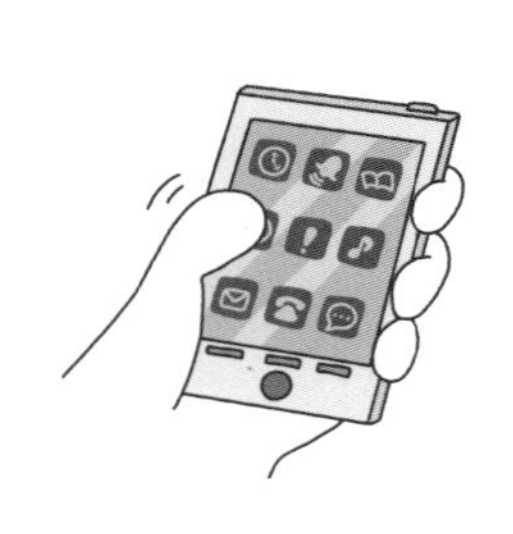

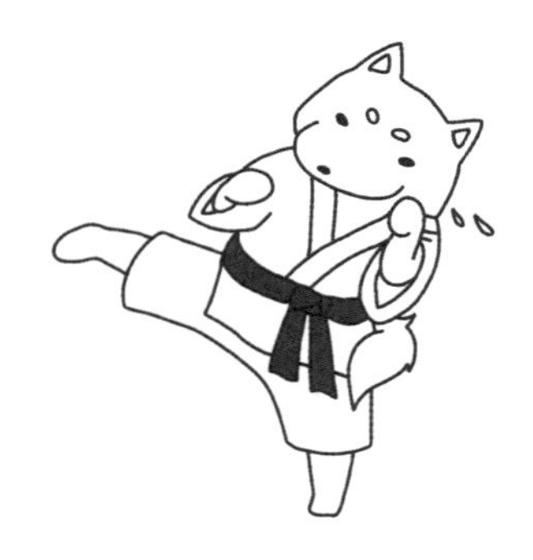

そして，厄介なことに，くりかえしてしまう薬物乱用も後天的反射連鎖であやつられる行動です。

ギャンブル，性犯罪，盗癖などは無条件反射が本流となり，それを現実の刺激と結びつける条件反射が加わり，作動しやすい状態になって，くりかえされるのです。

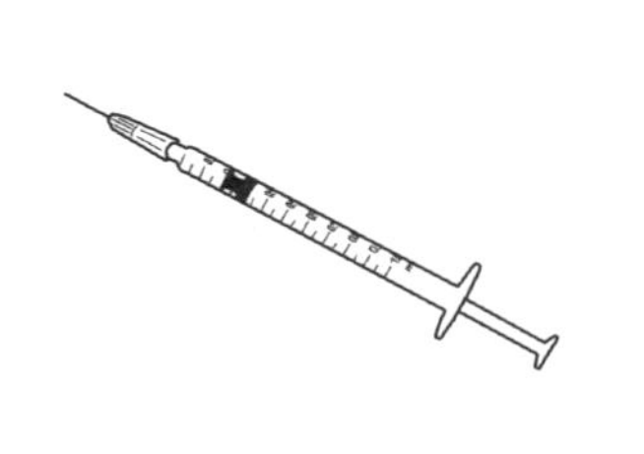

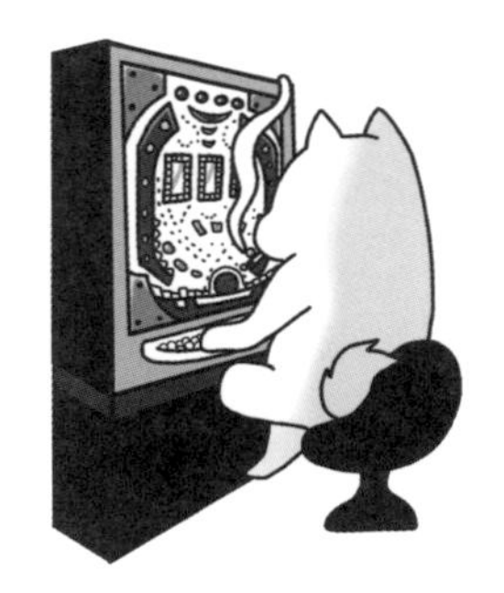

（2）第二信号系

簡単に言えば，思考のことです。第一信号系が一本道の反射の連鎖であったのにたいして，第二信号系は，言葉を刺激として反射はいろいろな方向に向かい，網のようにつながっていきます。第二信号系は，評価，予測，計画，決断，実行などの思考をおこない，柔軟に動作をつかさどります。

しかし，柔軟なだけに，うつろいやすいという側面もあります。

（3）第一信号系と第二信号系の強さの比較

第一信号系は，脳のより原始的な部分，生命の維持にかかわる部分になるため，過去に命を支えた行動をまちがいなくおこなう神経活動です。そのため，同じ行動を何回も反復するとその行動にかぎってはとても強く行動を支配するものになります。

覚醒剤の摂取を反復していると，その行動は第一信号系が強く進めるものになります。何度も刑務所にはいり，「もう覚醒剤はやってはいけない」という第二信号系の思考をもったとしても，覚醒剤の売人に接する機会があると，第一信号系による覚醒剤を摂取する行動をはじめてしまいます。

第一信号系と第二信号系の神経活動が反対の行動を起こそうと対立するとき，何回もくりかえされて反射連鎖が強く作動して生じている行動に関しては第一信号系のほうが強いので，「わかっちゃいるけど，やめられない」となってしまうのです。

今日のワーク

○ 人間の神経活動は大きく３つに分かれることを学びました。私たちのふだんの行動の中で，それぞれどんなものがあるか考えてみましょう。

１）第一信号系　無条件反射（先天的反射連鎖）

２）第一信号系　条件反射（後天的反射連鎖）

３）第二信号系

第3回

物質使用障害について

「物質」とは，「使用障害」とは

今でも薬物依存という言葉があります。この言葉に代わるものとして使われはじめたのが，物質使用障害です。この言葉は，薬物依存よりも正確に種々の状態を言いあらわすことができる言葉です。

「物質」とすれば，アルコールや本来くすりとは言えないものを含んでも問題ありません。

また，薬物依存の中の「依存」という言葉も，本来の意味はそれがなければ行動できないというものです。しかし，使用する対象の物質がなければ，一時的には活動が不良になりますが，その後は使用する対象の物質がないほうがより良好に行動できるという現実があります。また，物質を反復して使用している状態にはさまざまな要素があることから，物質使用を反復する状態を「依存」という言葉で表すことは適切ではないのです。

したがって，「物質使用障害」は，覚醒剤，大麻，危険ドラッグのような違法薬物の使用だけでなく，アルコールやたばこ，処方薬などについても，いちじるしく健康を害するような，また治療的な目的を外れた不適切な使い方を含みます。[3)]

「物質使用障害」の物質とは，どんなものが含まれているのかを次にあげていきます。

（1）わが国における違法薬物

海外では乱用されている主な薬物がヘロインである国が多いのですが，日本で違法薬物の代表と言えば，覚醒剤です。さまざまな施策にもかかわらず，いまだに再犯率は下がらず，くりかえし刑務所に服役する人が出続けています。日本の違法薬物には次のようなものがあります。

- 覚醒剤
- 大麻
- MDMA
- コカイン
- ヘロイン
- 危険ドラッグ
- そのほか

（2）成人の使用は違法ではないけれど，コントロールがむずかしくなることがあるもの

- アルコール
- たばこ
- カフェイン
- そのほか

（3）病院で処方されたり，市販されたりしている薬

- 向精神薬（睡眠薬，抗不安薬，メチルフェニデートなど）
- 鎮痛剤
- ステロイド
- 風邪薬，咳止め

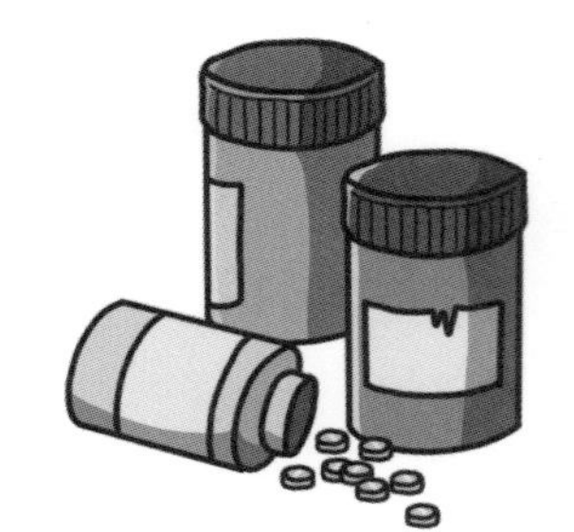

（4）そもそも人間が摂取するために作られていないもの

- ガス，ボンド，シンナーなど

物質使用障害にまつわる言葉

物質使用障害に罹患した人を表す言葉は，俗語としては「アル中」「ヤク中」「ポン中」「シャブ中」などがあり，政府が使った言葉としては「末端乱用者」や「薬物依存・中毒者」があります。ここで，物質使用障害やそれに罹患した人を表すものとしてよく聞く言葉の意味を説明しておきます。

（1）乱用

覚醒剤や危険ドラッグ，大麻などの違法薬物は，摂取すること，所持することが禁

止されているもので，１回の使用でも乱用とよびます。逆に 1000 回使った人による使用も乱用です。つまり，使ってはいけない物を使用することは乱用なのです。

また，睡眠薬を処方された人が医師に指導された量よりも多く飲むこと，わざとアルコールと一緒に服用すること，ふわふわした気分を求めて，睡眠薬を日中に服用してわざと起きて活動するなどしているような使用も乱用です。この場合はその薬物がもつ治療的な本来の効果を求めての使用ではなく，目的を外れた使用だからです。

（２）中毒

中毒の本来の意味は毒に中（あた）るということです。中毒は急性と慢性に分かれます。

急性中毒は，物質を摂取している最中，摂取直後に急激に起こる身体，精神の障害です。たとえば，「急性アルコール中毒」ならば，アルコールを一気飲みをして救急搬送されるような状態をさします。

「急性覚醒剤中毒」ならば，覚醒剤を打ったあとに「誰かに見張られている，誰かに殺される」といった注察念慮，被害妄想，「殺せという声が聞こえる」といった幻聴が出てくる精神病の状態や，体温と心拍数が上がり，しかし，送り出す血液量が少なくなり，血圧が下がったショック状態もさします。つまり，覚醒剤を使ったあとに急性に生じる不都合な症状の集まった状態を「急性覚醒剤中毒」とよぶのです。

以前，長期間くりかえしアルコールや薬物乱用し続ける状態のことを「慢性中毒」とよぶことがありました。現在はあまりこのようなよび方をしません。しかし，俗称として「アル中」や「ヤク中」という言葉が残っています。

（３）身体依存

これが薬物依存という名称の元になった状態です。ヘロインやアルコールを連続的に摂取している人においては，ヘロインあるいはアルコールと身体の間に，バランスは悪いのですが一定の均衡が生まれます。つまり，ヘロインやアルコールが存ることに依って身体が機能する状態があり，それが身体依存の状態です。

（４）離脱

ヘロインやアルコールを摂取し続け，それらの薬物と身体に一定の均衡が生まれた後，それらの薬物を中断あるいは急速な減量をして，身体からそれらの薬物が抜けることを離脱と言います。このとき，ヘロインやアルコールと身体との間の均衡が一時的にくずれるため，発汗，身体のふるえ，痛み，けいれん，夢遊病のような意識障害（せん妄），小さな虫や動物などの幻視，幻聴，体感幻覚などが出現することがありま

す。

（5）欲求

摂取する物質の量が減ると離脱症状が生じることは説明しましたが，離脱状態になるとその物質を摂取したくなります。つまり欲求が生じるわけです。この欲求がある状態を，過去には「精神依存」とよびましたが誤った言葉です。

第２回で説明したように，これは第一信号系が強く動いている状態です。欲求が生じて苦しく感じるのは，このとき第二信号系も動いて，「覚醒剤をやってはいけない」「アルコールを飲んだらだめだ」という考えが頭に浮かび，第一信号系と第二信号系の間に摩擦が生じているからです。

この欲求の正体をつきとめ，それを消すのが，このテキストで皆さんにやり方を学んでいただく条件反射制御法です。

（6）精神病状態

（2）中毒で説明したように，アルコールや薬物を使用していると急激に幻覚か妄想が発現し，数時間から数日で消退する急性精神病状態があります。

離脱においても意識障害が急性に生じることがあり，これも急性精神病の一部です。

急性に経過する精神病状態を反復していると，精神病症状が物質使用をやめても慢性的に続くことがあります。

また，アルコールや薬物を断って，いったん精神病症状がなくなっていても，少量の飲酒やストレスなどで幻覚や妄想が再度，出現することがあります。とても疲れたときや眠れない日にもそのような症状が出ることがあります。

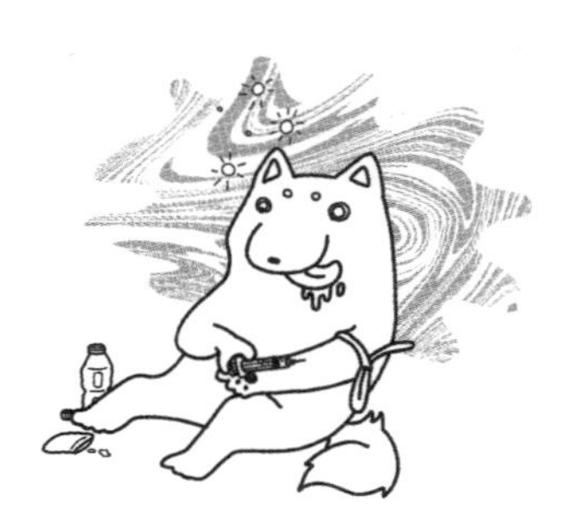

今日のワーク

○ あなたはどんな物質を乱用してきましたか。また，それによって，心や体にどんな症状や問題が出たでしょうか。書き出してみましょう。

第4回

やめるための治療・取り組みには どんなものがあるでしょうか

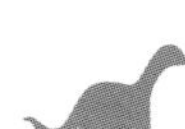

物質使用障害に対する治療・取り組み

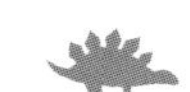
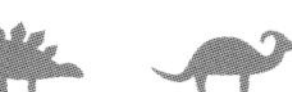

薬物・アルコール乱用などのくりかえしてしまう困った状態にたいしての治療，対策は，どのような神経活動に働きかけてどのような効果があるのでしょうか。

（1）薬物療法

薬物を使いすぎる病気なのに薬で治療するなんておかしいように聞こえますね。「睡眠薬」や「抗不安薬」については，新たな使用障害を生じる可能性があるので，なるべく長く服用しない方がいいのですが，次のような場合に薬物療法がすすめられます。

① 幻覚・妄想が出ている場合

覚醒剤やアルコールによって，幻覚や妄想が出ている人に「抗精神病薬」という種類の薬を出すことがあります。

② うつ病，抑うつ状態が続いたり，気分の波がはげしい場合

「抗うつ剤」や「感情調整薬」が処方されることがあります。

③ アルコールにたいする欲求にたいして処方される薬

これにはいくつか種類があります。

ア）肝臓に働きかけて，「飲酒をすればひどい二日酔いにすぐになる」状態を作り出します。「苦しくなるから飲めない」と考えて，飲まないように気をつけます。しかし，しっかりした断酒の意思がなければ，飲酒して救急車をよぶことになることや，そもそもこの薬を飲まないということが起きます。シアナミド（シアナマイド®液体の薬），ジスルフィラム（ノックビン®粉薬）があります。

イ）長年の飲酒により脳の中で過敏になった神経を抑え，欲求を少なくする薬（アカンプロサート（レグテクト®）やナルメフェン（セリンクロ®））があります。効果が出ない人もいます。食欲不振や下痢の副作用が出てしまう人もいま

す。

ウ）アルコール依存のための薬ではないが，精神科の治療で医師たちの経験により使用され，欲求を抑える効果が出ることがあるとされるもの。抗てんかん薬の一部などが使われます。トピラマート（トピナ®）など。

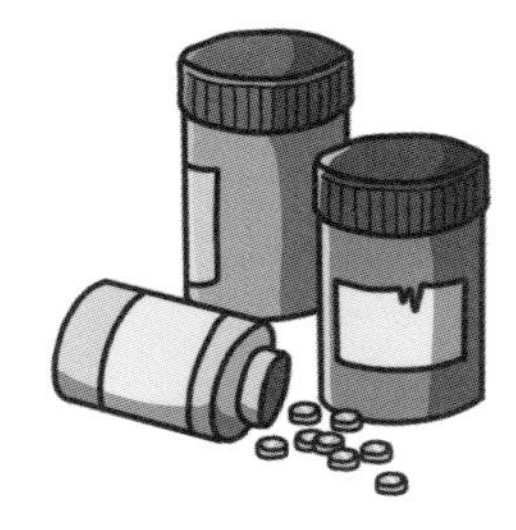

（2）条件反射制御法（CRCT）

条件反射制御法（CRCT）については，後にこのワークブック全体を通してくわしく紹介していきます。

条件反射制御法は，動物的な脳（第一信号系）にある問題を起こす神経活動にたいして，それを弱め，対抗するブレーキを作り上げていく作業をおこなう治療法です。

通常，アルコール・薬物乱用にたいしては４つの治療ステージを進みます。

① 第１ステージ……制御刺激ステージ
② 第２ステージ……疑似ステージ
③ 第３ステージ……想像ステージ
④ 第４ステージ……維持ステージ

ヒトは動物的で反射する脳である第一信号系と，人間的で考える脳である第二信号系をもちます。欲求の根源となるのは第一信号系の働きです。条件反射制御法はその第一信号系にある問題を起こす神経活動を焦点にして働きかけるものです。

（3）第二信号系（人間的な脳・思考）を焦点とした働きかけ

ヒトがもつ脳の２つのコントロールシステムのうち，おもに第二信号系に働きかけると考えられるものは，次に示す過去からある種々の療法です。これらの一部は，ヒトの思考に働きかけることを目的に作られたものです。

望まない行動をくりかえしてしまう人を援助する側の人でもその多くは，ヒトは思考にしたがって行動すると考えています。しかし実際は，今まで学んできたように，私たちの日々の行動は第二信号系である思考だけでなく，第一信号系にも強く影響されているのです。

① カウンセリング，相談

自分の今までのことをふりかえり，今後のことに生かしていくために，誰かに話し，気もちを整理していきます。臨床心理士，医師，カウンセラーなど専門職が担当する

こともありますが，同じ物質乱用を抱え，回復の先を行く仲間が話を聞いてくれることもあります。

言葉を介して人間的な脳から働きかけるものです。

② 内観療法

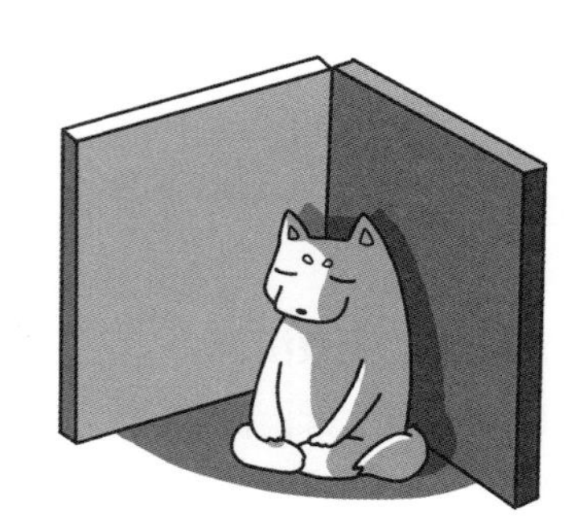

過去から現在まで，家族など自分の身近な人たちにたいして自分がしてきたこと，してもらったことをふりかえる作業を静かで集中できる環境でおこないます。

回想により人間的な脳から働きかけていくものです。

③ 認知療法，認知行動療法

アルコール，薬物乱用におちいりやすい状況，ストレスがかかるときの状況についての自分の考え方を変えるプログラムです。なぜそのような状況になりやすいのか，どうしたらそのような状況を避けられるのかを考え，実行に移す計画をたてます。

思考により人間的な脳から働きかけていくものです。個別で行われることも，学習会形式で集団で行われることもあります。学習会形式では，刑務所や少年院，精神保健福祉センター，回復支援施設のほか，病院やクリニックのデイケアプログラムとして実施されています。

④ 自助ミーティング

自助ミーティングとは断酒会，AA（アルコホリック・アノニマス），NA（ナルコティクス・アノニマス）といった同じように回復を目指している仲間たちとのミーティングです。回復している仲間の姿を見ることができ，居場所があり，乱用に走ってしまいそうな危ない日にとりあえず，安全な場所として利用することができます。1年

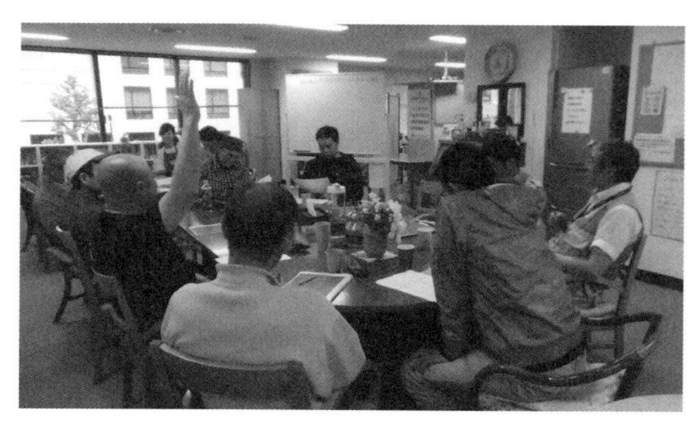

学習会の様子

365日，どこかでミーティングは開かれています。

人間的な脳に働きかけるものですが，くりかえし参加している人には，乱用によってできてしまった条件反射を弱める効果が期待できます。

（4）そのほかの働きかけ

すでに示した（1）から（3）の治療用は，こまった症状に働きかけるものです。ほかにも重要な働きかけがあります。それは健康的な生活を送るためのもので，生活訓練，芸術療法，就労支援といったプログラムがそれにあたります。こうした働きかけは，まずは，問題行動をやるかやらないかという瀬戸際に自分を追い込まない精神状態を保つことに役だちます。また，欲求が治まった人が，単独で社会に帰る前に，今までの生き方を変え，過去の生活パターンに戻らないようにするために，普通の生活を送る能力をつけるために役だちます。

こうした働きかけをつうじて，アルコールや薬物に代わるストレス発散法，趣味などをみつけ，新しい仲間とのつながりが増えてくるといいですね。

今日のワーク

○ アルコールや薬物を乱用する生活から離れるために，現在あなたが取り組んでいることは何でしょうか。書き出してみましょう。

○ これから取り組んでみたいことは何でしょうか。

第5回

条件反射制御法（CRCT）とは

条件反射制御法（CRCT; conditioned reflex control technique）は，動物的な脳（第一信号系）にある問題を起こす神経活動にたいして，それを弱め，対抗するブレーキを作り上げていく作業をおこなう治療法です。

条件反射制御法は，2006年から，下総精神医療センターではじめられました。開発者の平井愼二は，長年，薬物関連精神疾患専門病棟に勤務していました。2001年のある日，病棟でのグループワークで患者Aさんが，「『Aさんの顔を見ると，うんこがしたくなる』って言われて，この野郎失礼な奴だと思ったら，こうゆうことなんですよ」と話しはじめました。Aさんは一時期覚醒剤の売人をしており，そのときよく買っていた人にそう言われました。なぜならば，その人は自分の顔を見て覚醒剤を連想したからだというのです。その話に続いて，ほかのひとりが「仲間が集まっているところに誰かが覚醒剤やろうってブツをもってきたら，みんな，『俺，うんこしたくなった』って言いはじめて，トイレの順番決めになりますよ。そうだよなあ」とほかの参加者に賛同を求めました。その場にいた参加者のほとんどの人が笑ってうなずき，同じような経験があると話し出しました。

この話を聞いて，平井は，パヴロフ博士の条件反射理論を頭に浮かべました。そして，ある状況になると，覚醒剤に向かう神経活動が動き出す条件反射を消す治療法を考え，条件反射制御法が開発されました。[4]

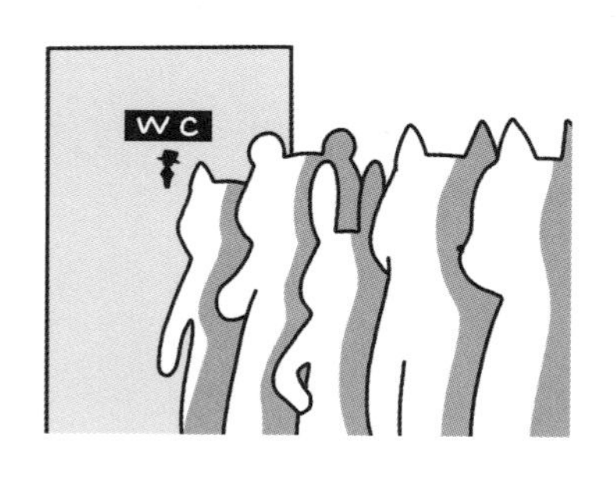

条件反射制御法の進め方

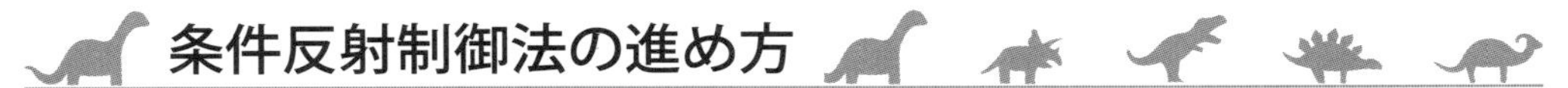

（1）第１ステージ

条件反射制御法は，いくつかの治療ステージを進みます。

第１ステージは，「制御刺激ステージ」「キーワード・アクション設定ステージ」ともよばれ，条件反射制御法全ステージの中でもっとも大事なステージです。簡単な言葉と動作を組み合わせ，将来ブレーキになるようなあなただけの特別な信号を作っていく作業に取り組みます。また，この取り組みは，あなたの暮らしている生活環境を安全にしていく効果もあります。さらに，やめられなかった物質に関係しない怒りなどをおさえる効果もあります。

また，このステージでは，あなたが今まで経験した「よかったこと」「楽しかった思い出」について思い出して書き出していく作業があります。癖になったアルコール・薬物乱用などは，ストレスが加わると再発しやすくなります。この「よかったこと」の書き出し作業は，ストレスが加わっても乱用行動が戻らないようにストレス耐性を高める準備作業になります。この作業をおこなうことで，のちにストレス状況の書き出し作業に取り組みやすくなります。また，「よかったこと」の書き出し作業を通して，アルコール・薬物乱用にかわる夢中になれること，取り組みたいことを探すヒントが見つかるかもしれません。

（2）第２ステージ

第１ステージに続く第２ステージは，「疑似ステージ」とよばれます。薬物やアルコールを摂取する動作（疑似摂取）をくりかえします。やめなければならない動作と同じ動作ですが，癖になる実物は摂取しませんので，いわば神経活動の「空振り」が続きます。

また，このステージでは，過去の「つらかったこと」「ストレス状況」の書き出し作業を行います。これは，前述したように，今後ストレスが加わっても再びアルコール・薬物乱用に戻らないために行います。

（3）第３ステージ

そして，第３ステージ「想像ステージ」にはいると，薬物やアルコールを摂取するときだけでなく，どっぷりと薬物やアルコールにつかっていた典型的な１日のはじまりからくわしく想像する作業をくりかえします。薬物やアルコールは日常生活の中で使われました。自分で意識していなくても日常生活の中で見える物，聞こえる音声は，すべてが薬物乱用や飲酒につながる行動を進める反射連鎖の一部であり，反射連鎖を

刺激します。覚醒剤やアルコールなど,欲求を引き起こすと意識できる物だけでなく,さまざまな刺激がこの想像にひそんでいるのです。想像の刺激のあとにやはり実物を摂取しないので，さらに神経活動の「空振り」が進むことになります。

(4) 第4ステージ

第3ステージが終了したら,「維持ステージ」に入ります。条件反射制御法の効果で欲求が生じなくなっても，望まない行動をくりかえしていた条件反射が完全に消えたわけではありません。ですから，治ったと思っても，条件反射制御法の1～3ステージを，回数は少なくてよいので，続けていく必要があるのです。

薬物・アルコール乱用などの物質使用障害の場合，原則，この4つのステージを順番に進みます。

違法薬物の場合,「薬物から完全に離れる，やめる」ことを目標にします。

アルコールの場合，一部の人は断酒ではなく，節酒を目標において治療に取り組みます。ただし，アルコールによって，何度も入院をくりかえす人，酔って事件を起こす傾向がある人は，断酒をすべきでしょう。

今日のワーク

○ アルコール・薬物を実際に摂取する前に，見たり，触れたり，思い出したりするだけで身体や気分に変化が出たことがありますか？　あったとしたら，どんな変化だったか書き出してみましょう。

第6回

【条件反射制御法をやってみよう】
制御刺激ステージ

このステージでは，くりかえす薬物乱用などにつながる第一信号系の反射連鎖を崩すために，それに対抗する神経活動を人工的に作り上げていきます。

ブレーキとなるあなただけのキーワード・アクションを作りましょう。

キーワードを設定する

まず，やめたい嗜癖，問題行動，症状を表す言葉と，今それができないことを表す言葉を組み合わせて短い文を作ります。たとえば，

俺は　今　覚醒剤は　やれない
私は　今　お酒は　飲めない

といった文になります。「覚醒剤」「お酒」という言葉は，はじめのうちはその人の脳にとって刺激になり，覚醒剤を打ったりお酒を飲んだりしていたことを思い出し，欲求が出ることもあるかもしれません。しかし，そのあとに続く言葉は「やれない」「飲めない」であり,「今」この時点で「私」「俺」は問題の物質を乱用できないのだということを確認する文，刺激が入っても行動が完了しないことを確認する文になっています。

○ あなたは，自分のことをなんとよんでいますか？
わたし　ぼく　おれ　自分　わし　おいら　ぼくちゃん　あたい
そのほか（　　　　　　　）

○ アルコールや覚醒剤などやめたい物質のことをなんとよんでいますか？
酒　アルコール　ビール　焼酎　覚醒剤　シャブ　ネタ　ドラッグ　大麻

ハッパ　ガンジャ　ハーブ　たばこ　クスリ　ガス　そのほか（　　　　　　）

○ その物質ができないことを表す言葉を最後につけます。その言葉は？

（が，は，を）できない　（が，は，を）使えない　（が，は，を）やれない
（が，は，を）のめない　（が，は，を）打てない　（が，は，を）あぶれない
（が，は，を）吸えない　（が，は，を）づけれない（が，は，を）決めれない
そのほか（　　　　　　　　）

○最後に自分を安心させる，リラックスさせるような言葉，あるいはあなたのことを大切に思う人があなたにかけれくれた言葉をつけます。これはたとえば，

大丈夫　　　OK　　　落ち着いている
守られている　　　それでいい
深呼吸　　　リラックス　　　よしよし

などがありますが，あなたが落ち着く言葉であれば何でもかまいません。大好きな動物や，信仰に関わる言葉でもよいです。

○ これらを組み合わせ，「現在」を表す「今」という言葉を加えます。どんなキーワードができあがりましたか？

例）　私は　今　ドラッグ　はできない　大丈夫
　　　俺は　今　酒　が飲めない　オッケー

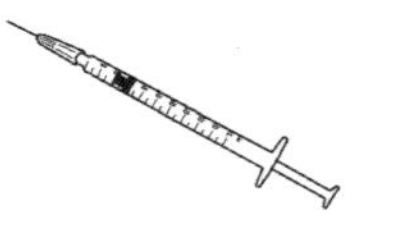

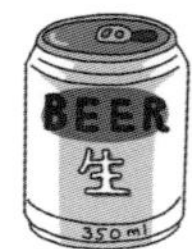

キーアクションを設定する

キーワードができたら，この言葉に簡単な動作をつけます。
これはたとえば，

- 左手でげんこつを作って胸を１回軽くたたき，その手を開いてもう一度胸を軽くたたく。
- 左手で首の後ろをつかみ，そのあと胸をおさえる

などです。思わずやってしまうすでに癖になっている動作ではいけません。あなただけの特殊な信号にするために２つ，３つの動作を組み合わせたものにすることがよ

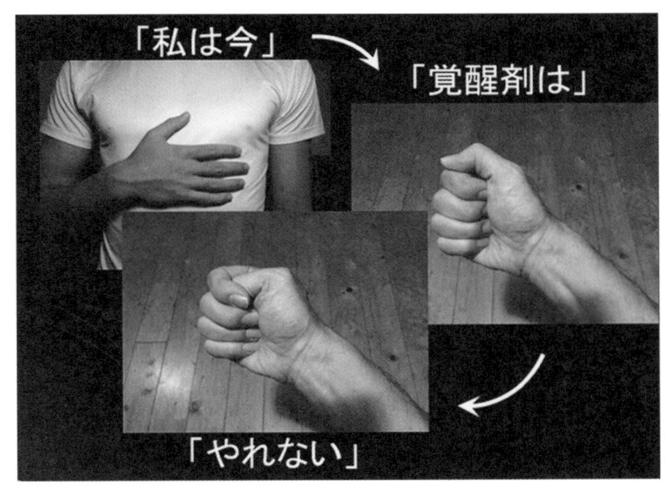

キーアクションの例

いでしょう。いつでもどこでもできるものであるために，自分には特殊でもほかの人には自然な動作でなければなりません。はじめは意識的にすることがよいので，利き手でない手（右利きだったら，左手）を使うのもよいかもしれません。

この動作を「キーアクション」とよび，キーワードと合わせて「キーワード・アクション」（KWA）とよんでいます。あるいは「おまじない」，「呪文」，「ショートメッセージ」，「魔法のことば」などとよんでいる人もおり，あなたが理解しやすく，使いやすいものなら何とよんでもかまいません。

皆さんは英単語などを覚えるときに，その単語を声に出して言いながら，ノートやチラシの裏に何度も書いて勉強したことがありませんか。言語と動作の組み合わせは，実際に神経活動として定着しやすいのです。

キーワード・アクションの約束ごと

（1）キーワード・アクションは，いろいろな場所でまわりをしっかり見ておこなう

たとえば覚醒剤の売人の顔，お酒のコマーシャルなどは，はっきりと薬物やアルコールの方向に自分を押しやる刺激として意識することができます。しかし，あなたが意識していなくても，薬物やアルコールを乱用していたときに見えたもの，聞こえたもの，匂いなど五感にはいったものはすべてがあなたを薬物乱用や飲酒の方向に進める反射連鎖の刺激として働いていました。それらが今も脳内に刺激として残っている可能性があります。つまり，あなたが気づかないままに，日常生活にある通常のものがあなたを薬物やアルコールの方向に押しやる刺激として働いているのです。堂々と正体を見せながら，刺激として日常生活にひそんでいるわけです。

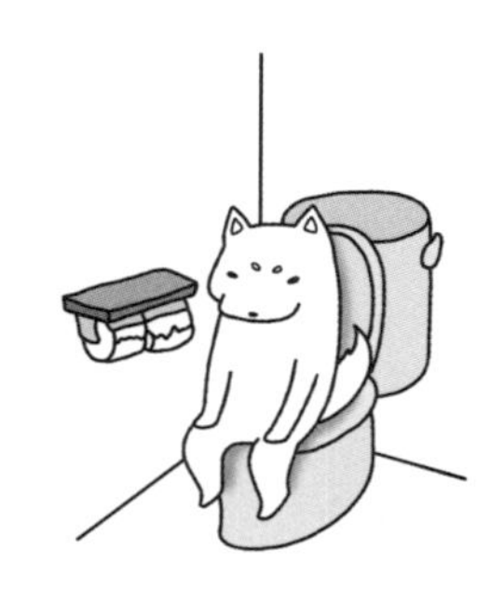

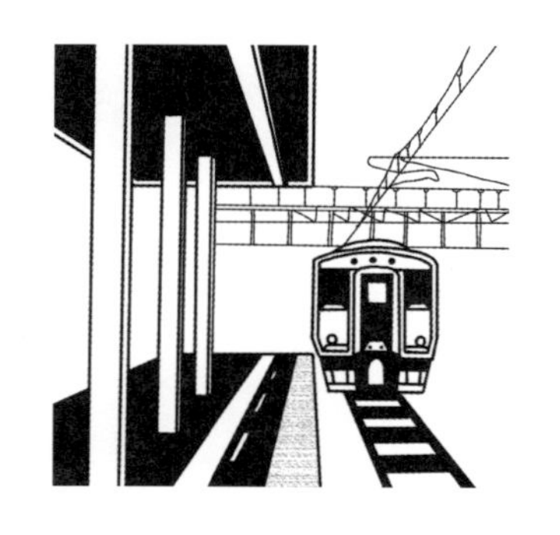

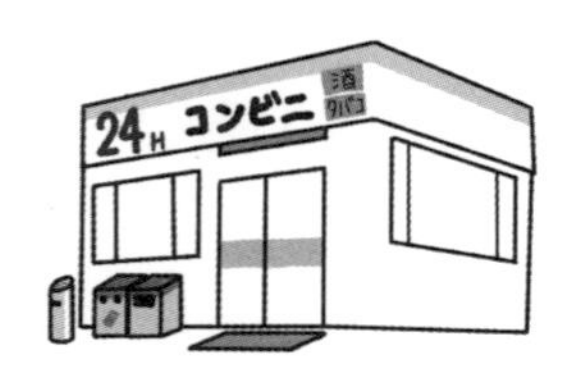

キーワード・アクションをいろいろなところでおこなうことにより，まわりの環境にそのようにひそむ刺激を「○○はできない」時間がはじまる刺激に変えていきます。この効果を作るために，キーワード・アクションをおこなうときにはそのとき見えるものや雰囲気をしっかり感覚にいれながらおこなうのです。

（2） キーワード・アクションを1回やったら，次のキーワード・アクションまで20分以上間隔をあける

20分ごとにやるのではありません。20分以上であれば，1時間あいてもかまいません。なぜ，20分あけなければならないかということが不思議に思えることでしょう。

キーワード・アクションは，条件反射制御法のターゲットになっている嗜癖行動がない時間をもたらす特別な信号に育てていかなければなりません。そのために，1回のキーワード・アクションのあと，ターゲットの嗜癖行動がない20分を確保することが大事なのです。キーワード・アクションと20分間の「○○がない時間」，これをセットにして脳に定着させていくのです。条件反射制御法開発者の平井は「命令を出した主人がその場を去っても，よい犬は30分間おすわりをしていられる」という記事を読んだこと，1日にある程度の回数を達成できることなどを考えて「20分間」というルールを設定しました。日常生活をしながら回数をかさねなければいけないことを考えると，「20分以上の間隔」がやりやすいのではないでしょうか。30分や1時間間隔にすると，きっちりした時間感覚にとらわれて時計を見ながらキーワード・アクションを続ける人が多くなりそうです。毎回時計を気にしてキーワード・アクションをすれば,「時計を見る」という行為もアクションに

含まれてしまい，のちに，時計を見なければ効果がないキーワード・アクション（制御刺激）になってしまいます。

（3）キーワード・アクションのあと20分間は，アルコール，覚醒剤など，乱用していたものはできない

やめようという取り組みをはじめたばかりで，まだ止まっていない人でも，キーワード・アクションをしてから20分間はがんばってやめていましょう。自信がなければ，まず「絶対やらない時間帯や場所（たばこであれば，禁煙空間）」からキーワード・アクションを積みかさね，のちに「やるかもしれない時間帯や場所」でもキーワード・アクションをします。

古来から，人は，念仏，題目，お祈りの言葉などをとなえるときに手を合わせるなどの仕草を一緒にしてきました。家族や神，仏を思い浮かべながら，何度もくりかえすうちに，祈りや念仏はとなえるとその人に平安がもたらされる特別なキーワード・アクションになりました。

つまり，条件反射制御法の第1ステージではキーワード・アクションとそれに続く「○○しない時間」を反復すると，それらがセットになって神経活動として定着します。のちには，欲求や衝動が生じてもキーワード・アクションをすれば，欲求や衝動が落ち着くようになるのです。

（4）キーワード・アクションは，できれば1日20回を目標に続ける

入院病棟や矯正施設でこのプログラムに取り組んでいる人は，20回はやりやすいかもしれません。地域生活を続けながら条件反射制御法をはじめた人は，社会生活の中で1日20回に到達することがむずかしいかもしれません。もしも20回はむずかしくても，できれば10回は続けるようにしてください。

（5）もしキーワード・アクションをやった直後（20分以内）に欲求が出現したら

もしキーワード･アクションをやった直後に欲求が出現するようなことがあったら，アクションをせずにキーワードだけ言うか，頭の中で思ってください。20分たったら，アクションをつけてもOKです。

（6）人前でおこなう場合

電車の中などの人前では，キーワードは声に出さずに口の中で言うか，頭の中で思うだけでもよいです。

アクションはつけてください。

（7）記録をつける

条件反射制御法の作業回数記録票に 1 日のキーワード・アクションの回数を記録してください。作業回数記録票には，スリップしてしまったことや気になることなども記入してください。

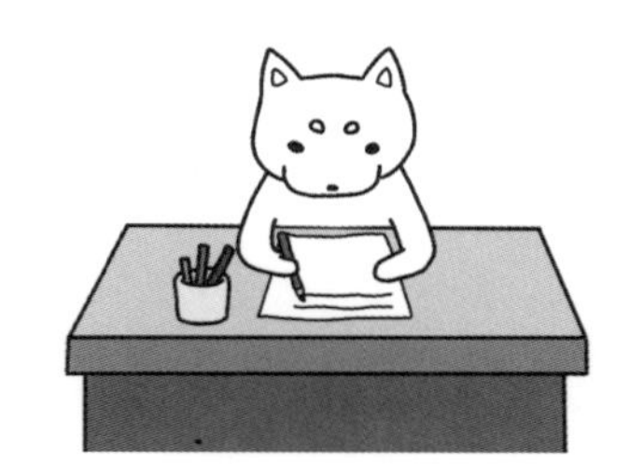

（8）そのほかのルール

そのほか，その人の問題や状況によって，個別ルールが加わります。

アルコールの問題で条件反射制御法に取り組む人は，たとえ目標が「節酒」であってもこのステージでは，まだノンアルコールビール，ノンアルコール飲料も飲まないようにしてください。どうしても本物のアルコールが欲しくなったら，ノンアルコールの疑似ビールや疑似日本酒を飲用することは仕方のないことですが，その場合でも，キーワードアクションをしたあとの 20 分間は絶対に飲まないでください。

今日のワーク

○ あなたは，自分のことをなんとよんでいますか？

わたし　ぼく　おれ　自分　わし　おいら　ぼくちゃん　あたい

そのほか（　　　　　　）

○ アルコールや覚醒剤などやめたい物質のことをなんとよんでいますか？

酒　アルコール　ビール　焼酎　覚醒剤　シャブ　ネタ　ドラッグ　大麻

ハッパ　ガンジャ　ハーブ　たばこ　クスリ　ガス　そのほか（　　　　　　）

○ その物質ができないことを表す言葉を最後につけます。その言葉は？

（が，は，を）できない　（が，は，を）使えない　（が，は，を）やれない

（が，は，を）のめない　（が，は，を）打てない　（が，は，を）あぶれない

（が，は，を）吸えない　（が，は，を）づけれない（が，は，を）決めれない

そのほか（　　　　　　　）

○ これらを組み合わせ，「現在」を表す「今」という言葉を加えます。どんなキーワードができあがりましたか？

○ あなたのキーアクション

○ あなたの個別のルール

《宿題》 次回まで，毎日キーワード・アクションを続け，作業票に記録してください。

条件反射制御法　制御刺激ステージ　作業回数記録票

年　　　月　　氏名＿＿＿＿＿＿＿＿＿＿

日	キーワード・アクション回数	キーワード・アクション累計	ミーティング・学習会など参加	備考

第7回

よかったことの書き出し

【本日のテーマに入る前に】

前回設定したキーワード・アクションのルールを守っておこなっているか，回数はどれくらいになったかを確認しましょう。

キーワード･アクションをやってみてください。前回の設定の通りにできていましたか。キーワードが少し変わっているかもしれません。たとえば「今,ぼくは覚醒剤はできない」を「今,ぼくは覚醒剤やれない」になっているかもしれません。すでに新しいキーワードで回数をかさねていた場合は，その設定で続けて構いません。キーワードを変えたことを作業票にも記入しておきましょう。

著しく違っている場合,たとえば「僕は覚醒剤をしてはいけない」などになっている場合は，最初の設定に戻りましょう。

よかったこと・楽しかった思い出の書き出し

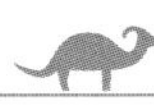

ここでは,あなたが今まで経験した「よかったこと」「楽しかった思い出」について思い出して書き出していく作業に入ります。

癖になったアルコール・薬物乱用などは，ストレスが加わると再発しやすくなります。ストレスというのは，おおげさに聞こえるかもしれませんが，生き物にとって，「死の方向に向かう環境」になります。「死の方向に向かう環境」では,動物的な脳（第一信号系）に定着した「進化・生き残りを支えた活動」をつかさどる神経活動が出やすくなります。たとえそれが誤作動であっても,定着した神経活動が出てしまいます。したがって，アルコール・薬物乱用などの定着した嗜癖行動はストレス状況で出やすくなります。

「よかったこと」の書き出し作業は,ストレスが加わっても乱用行動が戻らないようにストレス耐性を高める準備作業になります。この作業をおこなうことで，のちにストレス状況の書き出し作業に取り組みやすくなります。また,「よかったこと」の書き出し作業を通して，アルコール・薬物乱用にかわる夢中になれること，取り組みたいことを探すヒントが見つかるかもしれません。

ノートを出して，過去の「よかったこと」「楽しかったこと」を書き出してみましょう。いつ頃，どこで，どんなことがあったかを，数行で簡単に書き出します。

「私には楽しかった思い出がない」「まったく思い出せない」と思う人もいるかもしれません。「○歳のとき，長女が生まれた」「○歳のとき，高校の入学試験に合格した」などの大きな出来事でももちろんよいですが，「○歳のとき，同僚と行ったラーメン店のみそラーメンがおいしかった」など小さな日常のことでもよいのです。幼い頃のことも最近のことも書き出してください。

最近についても，「私には何もない」「何もいいことがない」「全部つまらない」という答えしか浮かばないかもしれません。本当に「何もない」のでしょうか。

少なくとも，このワークブックを読んだり，聴いたりすることができています。また，きっとこのワークブックに取り組むことを勧めてくださっている支援してくれる人が近くにいるはずです。夕方になれば，食事があり，寝るところももっているはずです。身体を包む洋服をまとい，靴を履いて歩いていることでしょう。今日会う人と挨拶をかわすこともできます。窓の外には何が見えるでしょうか。木の枝が揺れ，空に浮かぶ雲が見えるでしょうか。あるいは一面の雪景色かもしれません。ねずみ色の重たそうな空から真っ白な雪がふわふわと降りてきているかもしれません。夜になったらピカピカの月が見えますか？　外は寒くても部屋の中は暖かで，電灯も灯って手元を明るくしてくれているでしょうか。とりあえず，元気でいる遠くの友人や家族がいるでしょうか。

このように，普段見過ごしがちな，自分の身の回りにある恵みにアンテナを向けてみてください。

ただし，「忘年会のあとに飲みに行ったスナックのママが美人だった」「マリファナパーティーで夜通し騒いだ」といった，アルコール・薬物乱用に関係するエピソードは書かないでください。

「よかったことの書き出し」は，100文を目指して取り組みます。

文例）

- 小学校3年生のときに，同級生の佐々木君に教えてもらって，逆上がりができるようになった。
- 中学1年生のとき，近所の商店街のくじ引きで，お米10キロをあてた。祖母がとても喜んでいた。
- 就職したばかりのころ，病休の人の分の仕事をして上司に感謝された。

マインドフルネス：観照

どうしても，過去のよかったことが思い出せない人は，最近の生活の中でのよかったことをみつけてみましょう。日常の中の幸いな事実を見つける習慣は，あなたの人生をかならず豊かにしてくれます。「今，ここ」に注意を向けることで，回復を妨げるさまざまな陰性の感情，気分や執着から開放される状態は，マインドフルネスとよばれ，そのような状態に至るための手引きを示した本もたくさんあります。

「今ここにあること」に目を向ける作業は「観照」ともよばれています。特に，当たり前だと思って見過ごしている「今あるプラス」そして，「今ないマイナス」に目を向けることは，事実の中の「順境相に注目する」たいへん意味のある取り組みです。

「今あるプラス」とは，そんなに大げさなものではなく，たとえば「雨露をしのげる自分のすみかがあってよかった」「お昼ごはんが食べられてよかった」「自分の足で歩けてよかった」といった普段当たり前すぎて見過ごしているような自分に与えられている恵みのことです。

また，「今ないマイナス」とは，「今，激しい痛みがなくてよかった」「今，とりあえず，大事故災害に巻き込まれていなくてよかった」「今，差し迫った暴力にさらされていなくてよかった」のような，これもまた普段は「ないのが当たり前」と感じ思い過ごしていることがらです。

これら日常の当たり前の平凡なことに幸福を感じとれる能力がつけば，私たちの幸福度は驚くほどに上がり，ストレスにとても強くなれます。ストレスを感じると，薬物乱用などの嗜癖行動は増える傾向がありますが，「観照」のよい習慣が身につけば，困った嗜癖に向かいにくくもなるのです。

今日のワーク

○ よかったことをノートなどに書き出してみましょう。

○ よかったことの書き出しについて，それぞれ１つずつ書き出した文を発表しましょう。

《宿題》

○ 毎日キーワード・アクションを続け，作業票に記録してください。
○ よかったことの書き出しを続けてください。

第8回

うつの気分とのつきあい方

【本日のテーマに入る前に】

前回設定したキーワード・アクションのルールを守っておこなっているか，回数はどれくらいになったかを確認しましょう。キーワード・アクションをやってみてください。

よかったことの書き出しについて，それぞれ1つずつ書き出した文を発表しましょう。

うつ状態とは

うつ状態になると，気分がふさいで，身体が重く感じられ，何もする気になれなくなります。不安感，不眠，頭痛などの身体症状からはじまって，しだいにゆううつな気分が目立ってくる人もいます。

セロトニンやノルアドレナリンなどの脳内の神経伝達物質の調節異常をきたしやすい，うつ状態になりやすい素因をもっている人がいます。さらに環境のストレス，身体疾患，更年期などのホルモンの変化，アルコール・薬物などの誘因が加わり，うつ状態が発現します。

うつ状態になりやすい生まれもった素因や，育った環境などは今から変えることはできません。しかし，脳内のセロトニンやノルアドレナリンのバランスについては，抗うつ剤などの薬物療法で改善する可能性があります。抗うつ剤には，種類によっては，睡眠を改善させる作用があるものがあります。物質使用障害とうつ状態と両方に

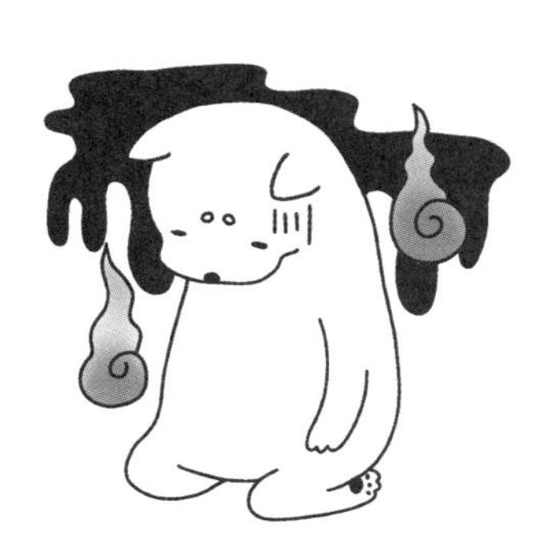

悩む人は，バルビツール系やベンゾジアゼピン系の睡眠薬が増えることは望ましくありません。これらは，新たな乱用を生む可能性があるからです。いたずらに睡眠薬が増えないようにするためにも，抗うつ剤の服用をすすめられることがあります。

また，環境やストレスとのつきあい方，うつ状態になりやすい考え方については変えることができます。治療法としては，カウンセリングや認知行動療法・認知療法があります。ひとりで取り組める本や，インターネットを用いた自分でできる認知行動療法なども開発されています。[5)]

（1）物質使用障害では“うつ”を合併しやすい

物質使用障害のある人はうつが合併することが多く，アルコール・薬物の酩酊状態が背中を押すような形で死に至ってしまうこともあります。アルコール・薬物乱用は，間接的自殺と言われています。自殺してしまった人が抱えていた精神疾患で，物質使用障害は 17.6％を占め，気分障害（うつ病，躁うつ病など）の次に高かったという報告もあります。[6)]

もともとうつ病をもっている人が，ゆううつな気分を晴らすためにアルコール，薬物を乱用するようになった場合と，アルコール・薬物の乱用をくりかえすうちにそれが身体から抜けたあとの重たい気分が慢性化したような状態が続く場合があります。

また物質誘発性のうつ状態というものもあります。

目の前にあるやるべきことや問題から目をそむけるために飲酒，薬物を使い，一時その問題を忘れることができても，問題自体が解決したわけではないので，酔いが醒めたときの気分はさらに重くなってしまいます。

（2）うつ状態と条件反射制御法

うつ状態におちいりやすい状況が比較的はっきりしている人は，条件反射制御法のキーワード・アクションを最初のうちは環境を限定しておこなうことがあります。

たとえば，夕方帰宅してから抑うつ気分や不安感が出やすいアルコール依存症の人

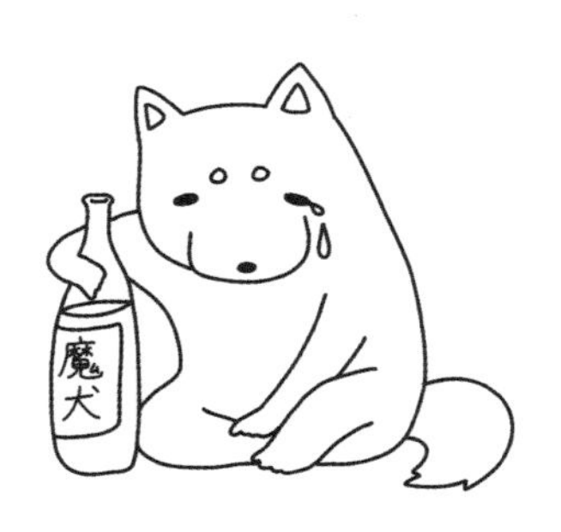

は，はじめは，うつの気分が出やすい夕方の自宅でのキーワード・アクションはおこないません。そして，1日1回は，キーワード・アクションのあとに続いて，自分がリラックスできるような好きなことをする時間をもちます。たとえば，シャワーを浴びる，音楽を聴く，甘いものを食べる，ペットと遊ぶなどです。書き出しておいたよかったこと，楽しかったことを読み上げる作業でもよいでしょう。また，後述する森田療法の中の「日常を大切に　眼前の一題の「着手」から」（第9回）や「観照」（第7回で触れた作業）で取り上げる作業をおこなうこともおすすめです[7)]。

キーワード・アクションが定着してきたら，リスクのある夕方の自宅でもキーワード・アクションを続けます。

今日のワーク

○ あなたの薬物・アルコール問題とあなたの気分は関係がありそうでしょうか。うつの気分のときに飲酒したり，薬物を使っていましたか？　また，飲酒や薬物乱用の後にうつの気分におちいったり，死にたい気もちになったことがありますか？　どんな気分のときにどんな行動をとるか，あるいはどんな行動をとるとどんな気分になるか，書き出してみましょう。

○ プログラムの最後にもう一度キーワード・アクションをおこない，作業票に記録しましょう。

《宿題》

○ 毎日キーワード・アクションを続け，作業票に記録してください。

○ よかったことの書き出しを続けてください。よかったことを100文まで書き上げた人は，その中から１つずつ選んでくわしい書き出しにしてみてください。大学ノート１ページ分くらいをめやすに，１つのエピソードをくわしく思い出して書いてみましょう。

第9回

日常を大切に　眼前の一題の「着手」から（森田療法的アプローチ）

【本日のテーマに入る前に】

作業票とキーワード・アクションを確認しましょう。

森田療法とは

森田療法は，精神科医であった森田正馬先生が開発した日本オリジナルの治療法です。元々は入院施設内で実施する治療法として開発されましたが，最近は外来でのアプローチが主体となっており，日常的なさまざまなストレスへの対処法として用いられています。また，昨今では回復期のうつ病の養生や再発の予防にたいへん効果があることが臨床的に明らかになってきています。

森田療法の大きな特徴は，不安や緊張などのネガティブな感情やさまざまな身体症状，多様な困りごとなどの問題を，いったん棚上げすることです。悩みを直接的に取り除こうとする試みをひとまずやめて，ほうっておくのです。それと同時に，生活の中で，やれる行動，やるべき行動に少しだけ着手することがポイントです。

その際，不安やイライラ，無気力があってもそのまま，気もちや内面にはいっさいおかまいなく，表面上のフリや装いだけ，形だけでよいから建設的な行動に手を着けてみましょう，という方針です。

この方針にとまどう人もいるかもしれませんが，じつに不思議なことに，行動や態度という表面が少しだけでも変化していけば，不安や症状といった内面にもたしかに変化が起きはじめてゆくことに気がつきます。

不安や症状をひとまずほうっておいて，生活のあれこれに取り組んでいるうちに不安や症状が軽くなったり，反対にがんばって取り除こうとするとかえってひどくなってしまったりということがあります。そういう意外な面が人間にはあるのです。

そこで，生活をしてゆく上で建設的な行動に一歩踏み出すことが森田療法の大きな３つの軸の１つになっています。その方針をここでは「着手」とよびます。

あとの２つの軸は，どうしようもないことはそのまま置いておく「放念」という方針（→第 20 回で学びます）と，今現在も私たちの周囲にまぎれもなく存在していな

がら，気づかずにいたり，当然のこととして見逃してしまっている数多くの事実を，しっかりと見つめ直して感じ味わってゆく「観照」という作業です（→第７回で学びました)。

まず，やってみる

それでは，いったい何に着手すればよいのでしょう？　日常生活の中で，「眼前一題」，「凡事雑用」，「他者貢献」，「身体養生」の４つに取り組んでみましょう。[7)]

（1）眼前一題

眼の前にある１つのことに着手することです。私たちの日常生活は，眼の前に存在する行動課題１つ１つから構成されています。それに着手することを回避したり先延ばして横着することから，私たちは余計なことを悩みはじめるという心のスキが生じるのです。そのスキを生まないためにも，この「眼前一題」という項目は効果絶大です。特別大げさなことではなく，目の前に落ちているごみを捨てる，このワークブックの課題に取り組む，など，まさに目の前に見える課題のことなのです。

（2）凡事雑用

やらなくてもすぐには生活上に大きな支障をきたさないものの，やらずにいると次第に「荒み」や「淀み」を生じさせるもの，これが凡事雑用です。ここでは，とくにトイレや洗面所など水回りの掃除と，財布や手帳，カバンの中を手入れをすることをおすすめします。

（3）他者貢献

自分の損得勘定抜きに他人や社会のために役にたつことを行動に移すことです。自分の時間と労力をあえて他者のために使うことが，私たちを苦しめるいきすぎたこだわりや絶望的な気もちから救ってくれることにつながるのです 。

（4）身体養生

日頃怠りがちになっていた自らの「からだ」へのケアを見直すことです。せっかく縁あって 100 年足らずの長期間付き合うことになった身体を少しでも丈夫で長もちするように,あれこれと手をかけることです。深呼吸などで呼吸を意識的に深めたり，軽い運動を習慣化すること，食事に青魚や緑黄色野菜を多くするといった工夫です。

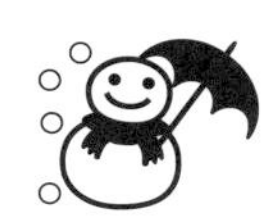

以上の４項目を「着手」する，これらを具体的に工夫をこらすことで，私たちが日頃抱きがちな不安や心配事との間にほどよい距離感をたもてるようになります。

さて，その４項目の「着手」をどう実践するか？　そのコツを記しておきます。そのコツとは，「とっとと♪　ちょっと♪　ざあっと♪　とつとつと♪」です。

○「とっとと」は，とにかく眼前にある１つのことに即座に手を着けることです。

○「ちょっと」は，全部やろうとするのでなく，たとえばほんの30秒間だけから手を付けはじめるのです。

○「ざあっと」は，細かいことにこだわらずに，大雑把に全体に触れるという方針です。

○「とつとつと」は，不安なまま，やる気のないまま，シブシブはじめることです。

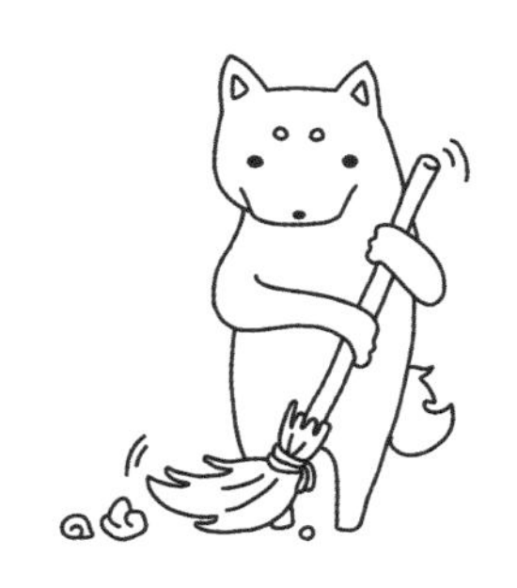

このコツにしたがって，上の４項目を，今ここで，あなた自身が，イキイキと生きるために，「着手」するのです。

今日のワーク

○ 自分の身のまわりのことで着手できそうなことを書き出してみましょう。

○ プログラムの最後にキーワード・アクションをおこない，作業票に記録しましょう。

《宿題》 次回までに，上にあげた着手できそうなことに１つでも取り組んでみてください。着手したあとの気分はどうだったでしょうか。

○ 毎日キーワード・アクションを続け，作業票に記録してください。

○ よかったことの書き出しを続けてください。よかったことを100文まで書き上げた人は，その中から１つずつ選んでくわしい書き出しにしてみてください。大学ノート１ページ分くらいをめやすに，１つのエピソードをくわしく思い出して書いてみましょう。

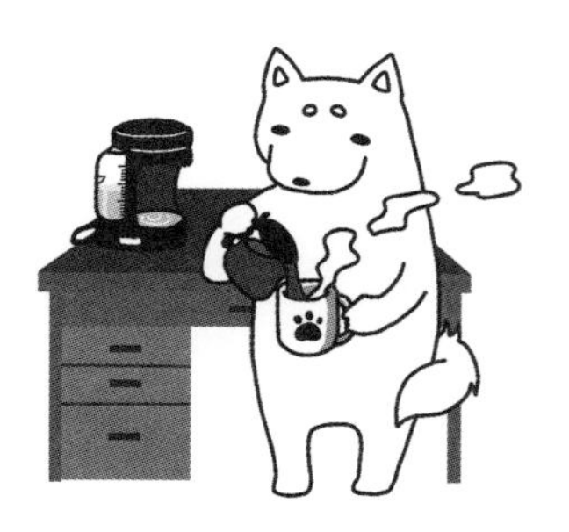

第10回

【作文】 一番はまっていたころの1日 あなたにとっての刺激と反射の連鎖

【本日のテーマに入る前に】

作業票でキーワード・アクションの回数の確認をします。前回から今日まで何か「着手」してみたことはありますか？

作文を書いてみよう

癖になった薬物やアルコールに向かう行動につながる刺激は，「売人の顔」や「ビールのCM」など直接的でわかりやすいものだけではありません。

「布団から出てすぐに覚せい剤を打つ」「仕事帰りにコンビニに寄って焼酎を買う」「パートから帰って台所で夕飯を作りながらコップでワインを飲み始める」などの行動は，日常生活の中でくりかえされました。その日常生活の中で見えるもの，音，匂いのすべてが，薬物やアルコールにつながる刺激になっています。

これらの刺激に反応しなくなるために，後のステージで想像作業を行います。

想像作業をくりかえすと，はじめのうちは生々しく思い描かれていた“はまっていたころの日常生活”が遠いものに感じられ，はっきりとは思い出せなくなります。そうなったときに，想像作業を補うためにあらかじめ“一番はまっていたころの１日”について書きとめておきます。

あなたが，薬物を一番使っていたころ，アルコールの飲み方が一番ひどかったころのある１日，または最後にスリップした日を思い出してくわしく作文にしましょう。映像が頭の中によみがえるように，なるべくリアルにくわしく状況を書き出します。飲んだり，使ったりしている場面だけでなく，その場面につながる１日のことをなるべくくわしく書き出します。

作文を書くのがむずかしい人は，支援者などまわりの人に手伝ってもらってもかまいません。以下に作文の見本を示します。

そのころはいつも，ソファで寝てた。テレビはつけっぱなし。寝る前に歯をみがかないで寝てしまってた。ソファからゆっくり身体を起こす。パジャマなんて着てない。ＴシャツとＧパ

ンのまま寝てる。テレビはついたまま，起きて右側に向かい，トイレに入る。トイレには近くのガソリンスタンドでもらった風景写真のカレンダーがはってある。夏だったから海の写真。トイレをすませて，手も洗わずに，ユニットになっているから，そのままシャワーを浴びる。脱いだ服は洗濯機に放りこむ。ほとんど坊主頭にしてたので，全身も髪も石けんで洗ってた。シャワーを浴びおわったら，ごわごわのバスタオルで身体をふいて，Tシャツとパンツのまま，テレビの後ろにおいてあるセカンドバッグをガラステーブルの上に置く。冷蔵庫からミネラルウォーターのペットボトルを取りだす。半分くらい，ラッパ飲みする。そのままそれもガラステーブルの上に置く。テレビではそのころ，朝の報道番組をやっていて，覚醒剤で逮捕された芸能人のニュースなんかが流れていても気にしない。ソファにすわり，セカンドバックから注射器を取りだし……

このように，薬物やアルコールを使う場面につながる日常をなるべくくわしく思い出して書き出します。

条件反射の刺激を知ろう

プログラムの第１回，第２回において，飲酒，覚醒剤乱用などを何度も何度もくりかえすと，第一信号系でそれらの行動を進める一本道の反射連鎖は，第二信号系で網のようにつながった反射の作用（考えて行動を作る力）よりも強力になることを学びました。

そして，今回，「一番はまっていたころの１日」について，思い起こして作文を作りました。

生活や健康をだめにしてしまうほどに強力になってしまったこの第一信号系の反射連鎖を動かす刺激は，１つではありません。

アルコール依存のＡさんの場合

反射連鎖のつながり方を大空に伸びて広がった樹木のように考えてください。スイッチは多くの枝の末端にある葉や小枝，あるいは途中の枝にある葉です。それらのどこからでもスイッチは入ります。

スイッチは樹木のように広がっていて，終点の（飲酒）に向かっています。

スイッチには，意識できているものと，できていないものがあります。

○ あなたが意識できているスイッチとなる刺激は，どんなものがあるでしょうか。

友人の誘い　仕事のストレス　異性とのつきあい　ギャンブルなどで臨時収入

長距離の運転　ギャンブル　夫婦げんか　酒のコマーシャル　休日の前夜

繁華街　そのほか（　　　　　　　　　　　　　　　　　　　　）

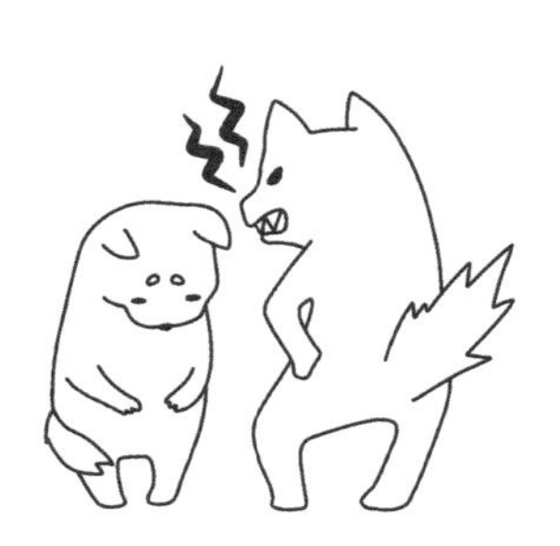

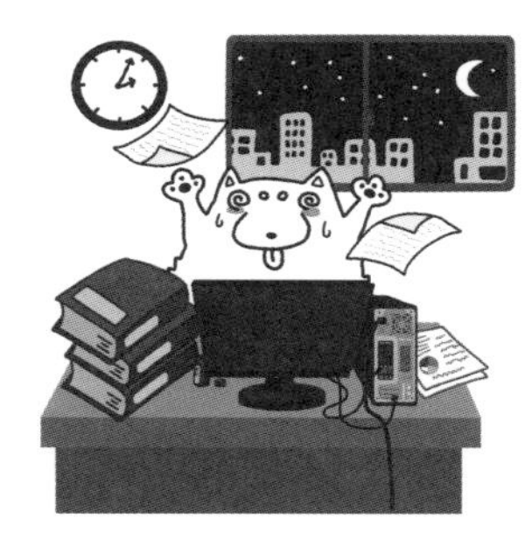

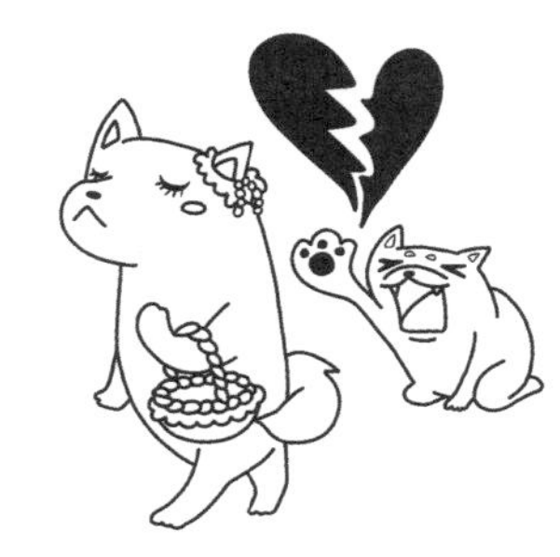

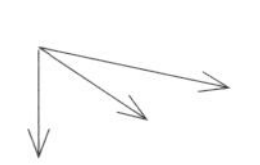

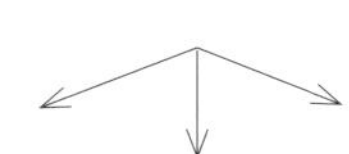

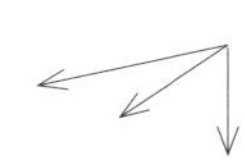

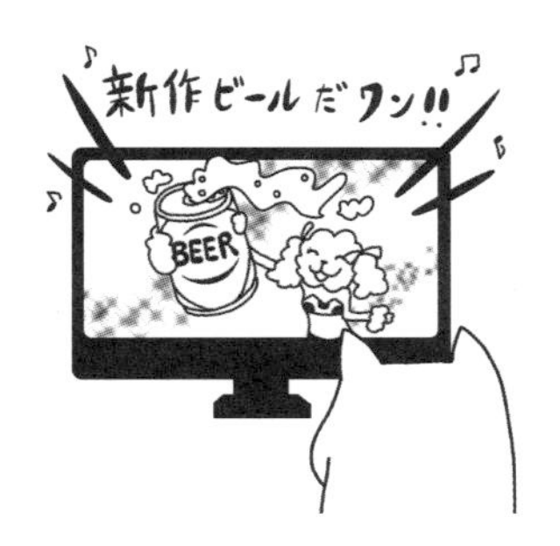

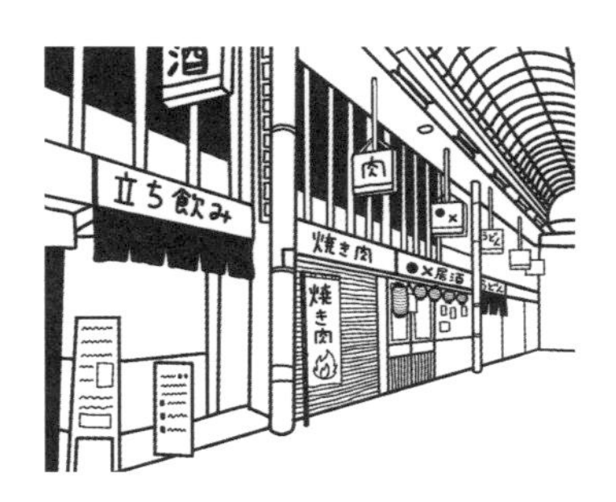

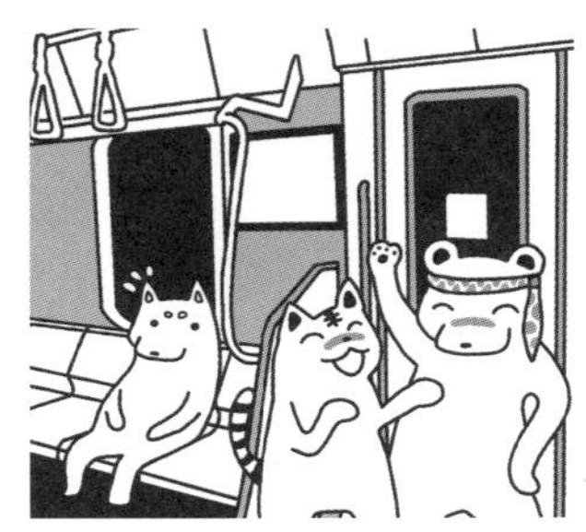

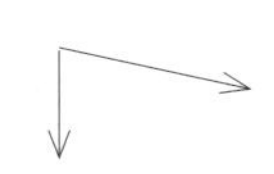

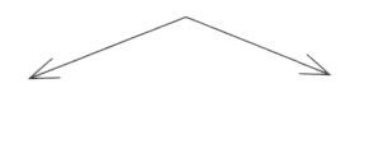

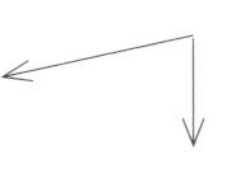

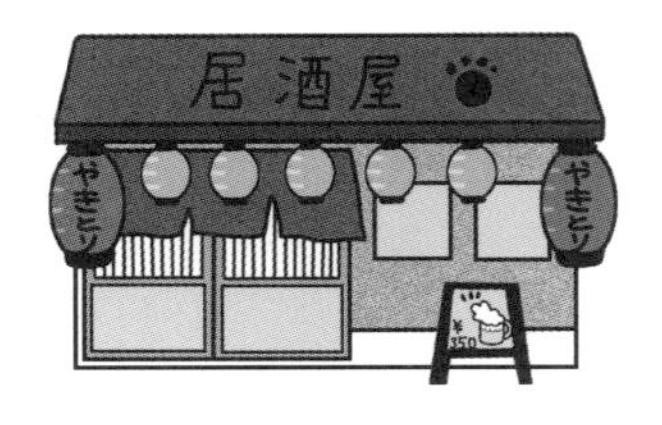

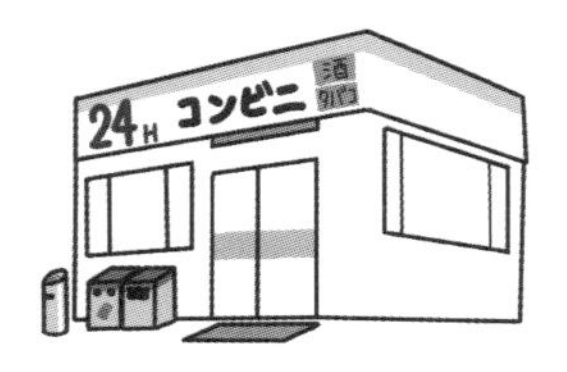

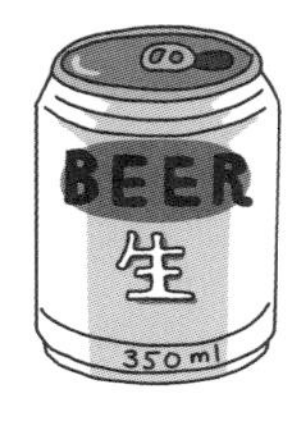

A さんの場合の刺激と反射の連鎖

再乱用が生じた状況について，いくつくらい思い浮かびましたか。

しかし実際は，飲酒したとき，覚醒剤を使ったときにあなたが覚えていなくても，さまざまな刺激があなたの脳には刻みこまれているのです。

採卵用した状況にあった刺激を確認するために，あなたが酒や薬物に一番はまっていたころの生活の中で，酒や薬物に直接は関係しないけれど，よく見たもの，普通に自分の周囲にいた人，あった物を思い出してみましょう。

今日のワーク

○「一番はまっていたころの１日」という題名で作文を書いてみましょう。

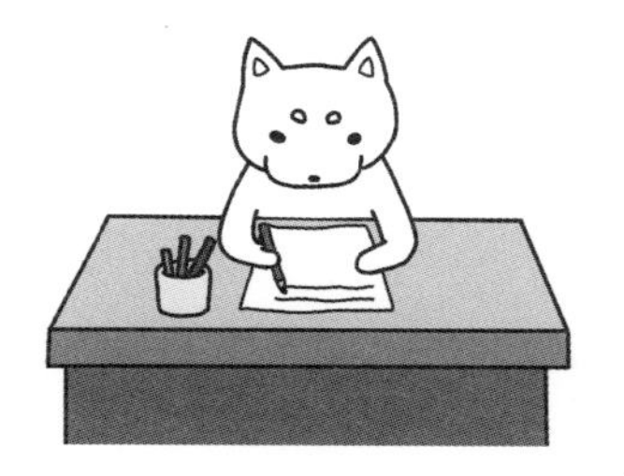

○ あなたが意識できている刺激にはどんなものがありますか。思いついたものをすべて書き出してみましょう。

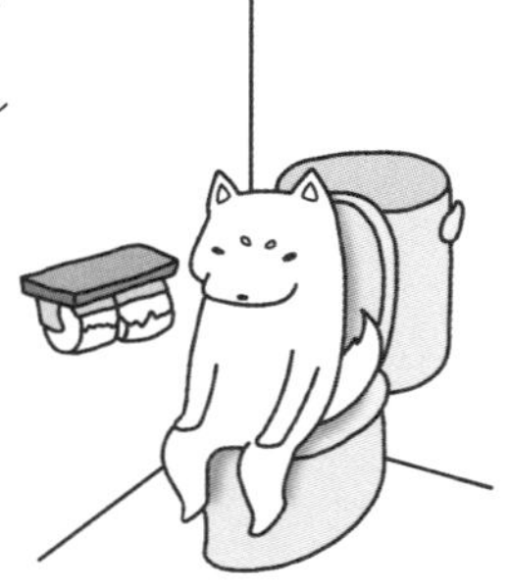

○ あなたが一番はまっていたころはいつごろでしょうか？

○ そのころよく流れていた音楽，乱用中やパチンコに行く日に通った場所などをいろいろ思い出して書いてみましょう。

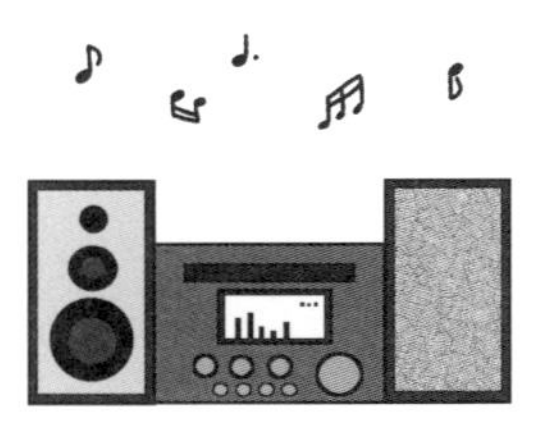

○ プログラムの最後にキーワード・アクションをおこない，作業票に記録しましょう。

《宿題》

○ 毎日キーワード・アクションを続け，作業票に記録してください。

○ よかったことの書き出しを続けてください。よかったことを100文まで書き上げた人は，その中から1つずつ選んでくわしい書き出しにしてみてください。大学ノート1ページ分くらいをめやすに，1つのエピソードをくわしく思い出して書いてみましょう。

第11回

【条件反射制御法をやってみよう】疑似ステージ

【本日のテーマに入る前に】

今日は，プログラムの最初にキーワード・アクションはしません。作業票をみて，キーワード・アクションの累計回数の確認をおこないます。

疑似作業をやってみよう

（1）疑似作業の目的

疑似作業では，自分がした薬物やアルコールを乱用したときの行動を疑似物質（ソフトドリンク，ノンアルコール飲料，カルキ抜き，乾燥ヨモギ，サティスフェイクタブレット）などを使って真似をします。「嗜癖行動をやめたいのに，なぜやる練習みたいなことをするんですか？」という質問を受けることがあります。疑似作業は，癖になった薬物・アルコールを「やる練習」ではなくて，あなたの脳にとっては「欲求の空振り」，「(実際に薬物・アルコールを摂取したときのような）生理的報酬の獲得失敗」になるのです。

梅干しを口に入れて「すっぱい！」と体験した人は，梅干しを見ると唾液がでるような条件反射ができあがっています。ところで，和歌山県の田辺地方で梅干しの加工作業をしている人たちは，毎日そのすっぱそうな梅干しを口に入れることはせず１日作業をしています。何カ月もその作業をしていると，梅干しを見て唾液が出ることはめったにないと言います。つまり，梅干しのすっぱさを感じない経験をくりかえすこ

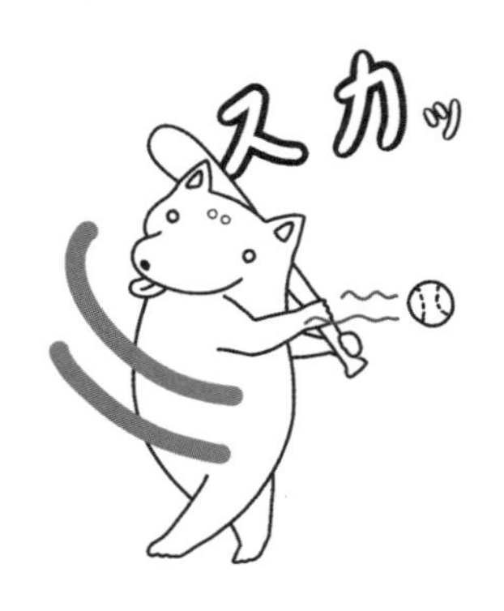

とで，一度ついた条件反射は弱まっていったのです。

覚醒剤を連想させるようなものを見て，でも覚醒剤を体内に取り込まないことをくりかえすことで，欲求，反応の一部を消していく作業が，疑似作業です。

（2）反応として生じる欲求，快感などについて

「疑似をすると欲求が出ます。もう疑似はしません」「疑似をすると気もちよくなりました。またやりたくなりますよ」のようにいって，疑似をやめてしまう人がいますが，これは，あやまりです。疑似作業中に欲求や快感，身体感覚を覚えても，安心してください。

疑似作業では，はじめのうちは快感のようなものを感じることがありますが，薬物やアルコールが体内に入るわけではないので，脳内に生理的報酬は生じていません。

疑似作業のときに反応として生じる欲求も快感も，疑似作業をくりかえしているとかならずなくなります。

（3）疑似作業の手順

① 覚醒剤 注射を使った乱用の場合

疑似注射針を用いると効果的です。写真とともに示した手順をみてください。ミネラルウォーター，スプーン，ストロー，タオルなど，実際に乱用していたときに使った道具をできるだけ再現して用意してください。

疑似注射針，水などを用意する。
①注射器に水を吸引。
②疑似注射針に注射器を接続する。
③疑似注射針を静脈にあてる。
④内筒を引くと赤い液体（疑似血液）が逆流する。内筒を押したり引いたりする。
⑤注射器内の水をすべて注入する。

※はじめは，支援者に使い方や手順の十分な指導を受けてからおこなうこと。

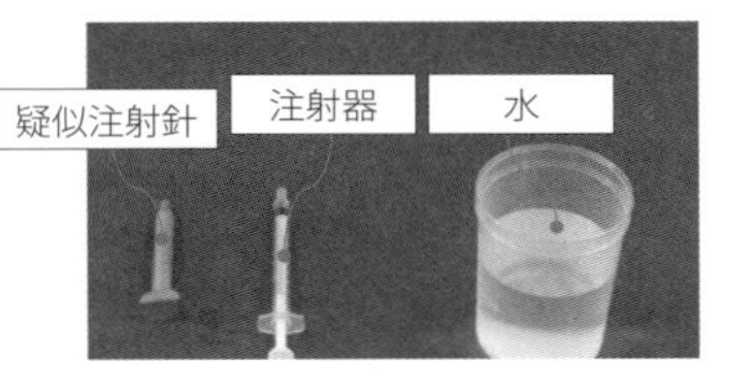

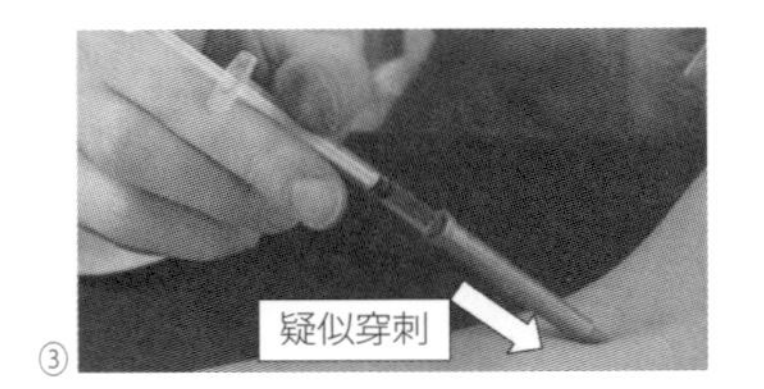

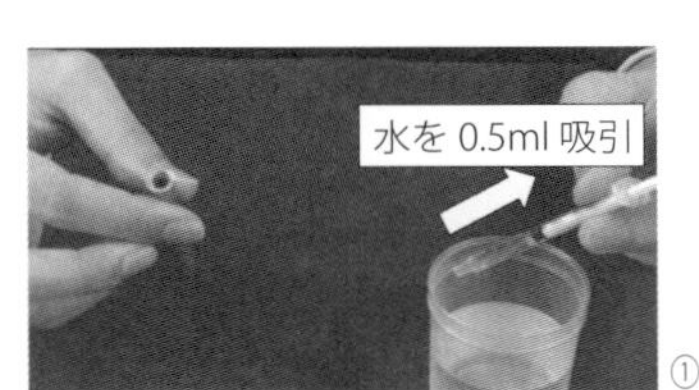

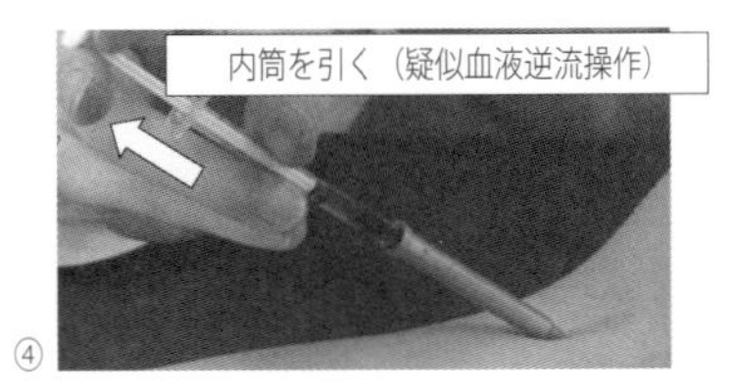

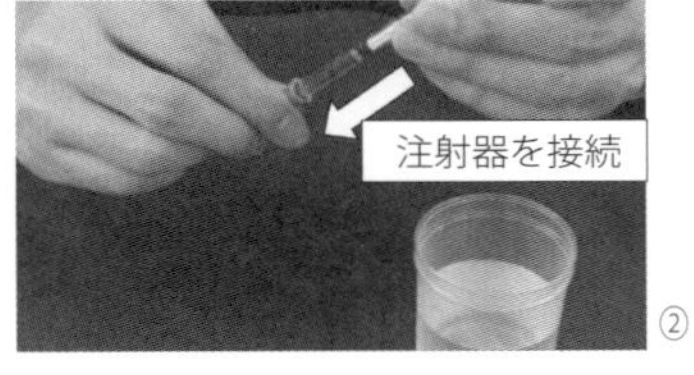

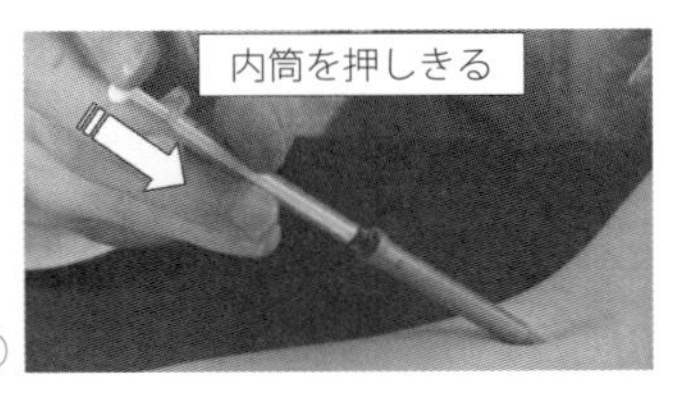

作業の手順 疑似注射針を用いた疑似の例

②　覚醒剤（あぶり），危険ドラッグ，大麻などの薬物の吸引

疑似物質として，塩，カルキ抜き，乾燥ヨモギやハーブティーなどを用います。パイプ，アルミホイル，巻きたばこなど，用いていた道具については，なるべく同じように再現します。

膨らんだ部分に穴が空いたガラスパイプ，ガスが無くなったライター，白い粉（塩あるいはカルキ抜きなど），一端を斜めに切ったストローなどを用意する。
①ストローなどを用いて白い粉を取り出す。
②ガラスパイプの膨らんだ部分に入れる。
③ガラスパイプをライターであぶり，吸う真似をする。

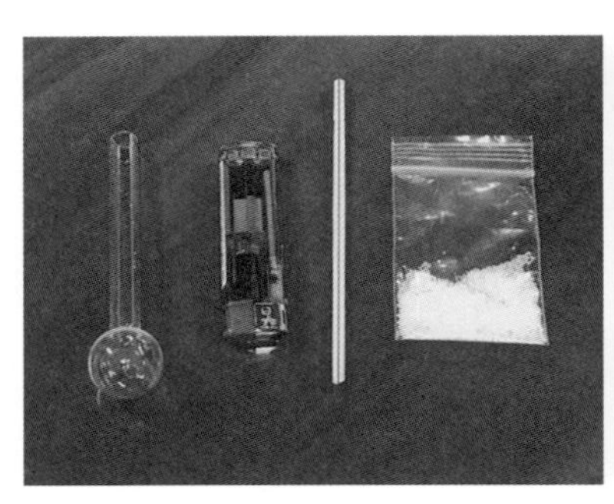

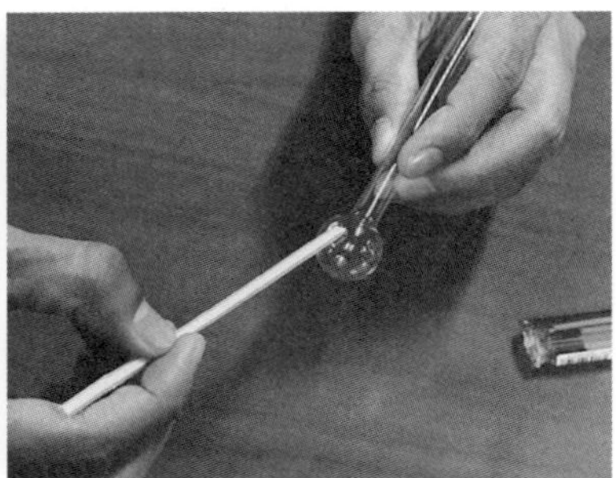

②

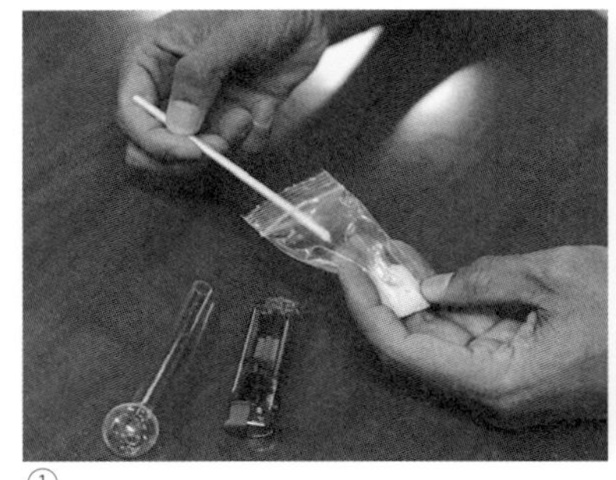

①

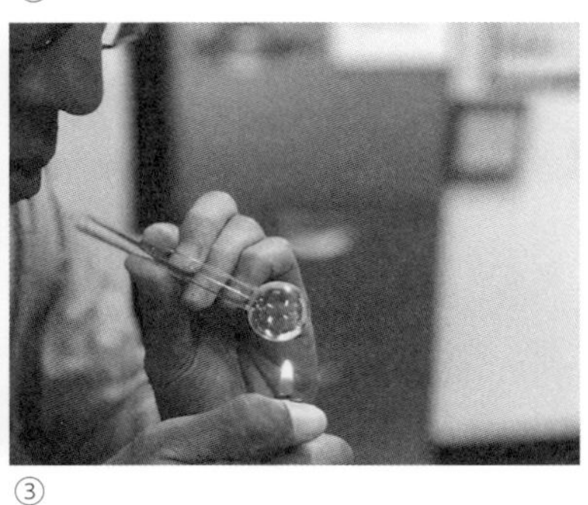

③

作業の手順　あぶり覚せい剤の疑似の例

③　アルコール

アルコールの場合，完全断酒をめざすのか，節酒（お祝いごとなどの乾杯はOKにするなど）にするのか，そしてそれに関連してノンアルコール飲料の取り扱いについて，あらかじめ支援者と話しあっておきます。つまり，１）完全断酒（ノンアルコール飲料も飲まない），２）不完全断酒（ノンアルコール飲料は飲む），３）節酒，のどれにするかを考えます。

アルコールを飲んだ状態で事件を起こしたことがあるような人，重い体の病気（肝硬変，慢性膵炎など）をもっている人は，断酒しましょう。飲酒した結果が自分や他人の命にかかわるからです。

疑似作業は，容器（ビール缶やワンカップ，グラス）に麦茶や水をいれ，飲み真似，もしくは飲むことをくりかえします。はじめからノンアルコール飲料を用いると刺激が強すぎて気もちが悪くなるかもしれません。現在は，ビールだけでなくワイン，酎ハイ，日本酒とあらゆる酒類にノンアルコール飲料が出ています。

アルコール容器(中身は麦茶など), 水, グラスなどを用意する。
①アルコール容器からグラスに飲み物を注ぐ(中身は麦茶など)。
②③飲む真似をする, または麦茶などを飲む。

※１回ごとに, 疑似の前後に観察票(巻末付録参照)を記入する。

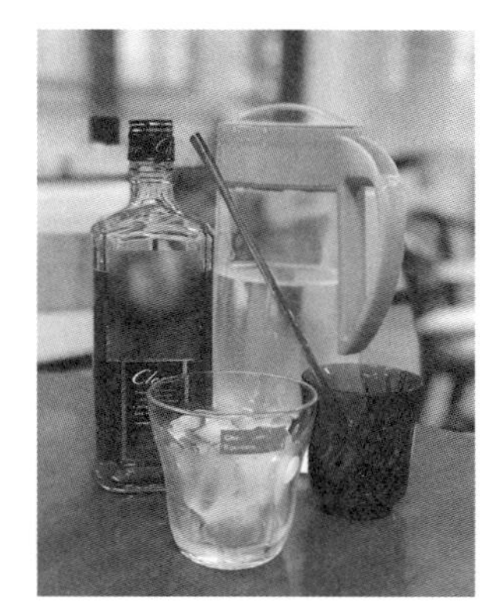

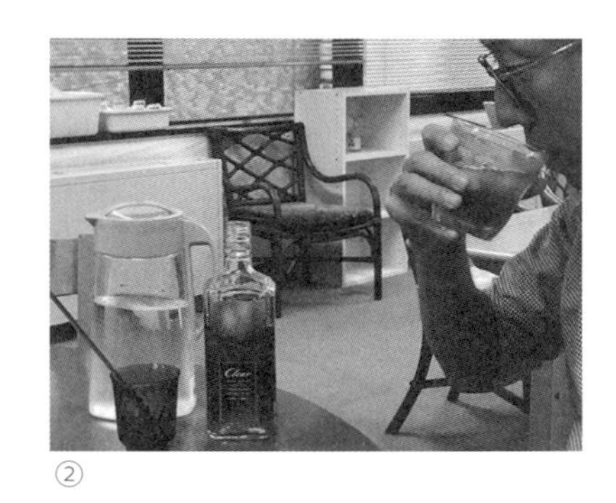

②

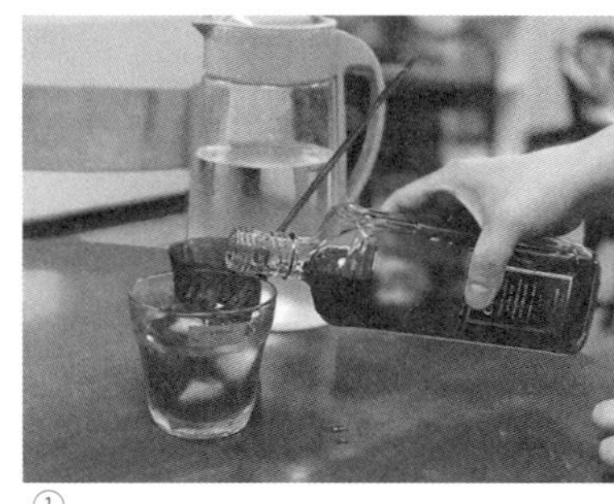

①

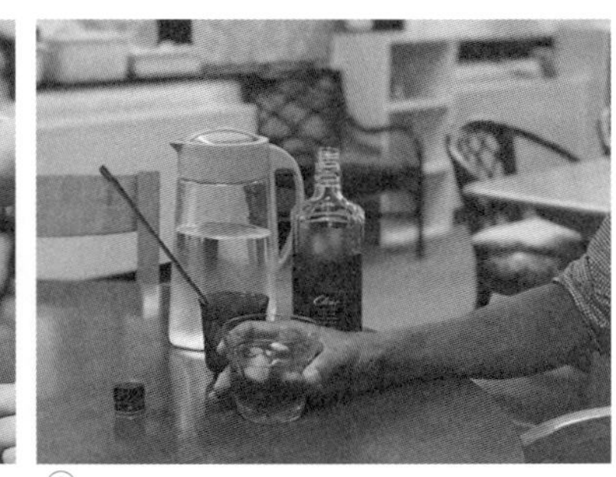

③

作業の手順　アルコール疑似の例

（4）疑似作業をくりかえす回数

疑似作業のはじまりでは, 支援者がそばについておこないます。後半では, ひとりでおこなうことも可能です。

入院中の人は, 1 日 20 回以上くりかえします。そのほかの場合, 環境に応じて回数をかさねていきます。デイケアや, 外来で医療機関をおとずれたとき, 施設内で疑似作業が可能な時間帯などにおこないます。訪問看護やグループホーム内でも可能でしょう。

また, 疑似作業ステージの後半では, 自宅でもできる場合がありますので, 支援者に相談しましょう。

（5）時間とほかの作業との関係

① 疑似作業と疑似作業の間は時間をあける必要はありません。何回続けてもよいです。

② 疑似作業をときどき（10 回に一度ほど), 途中で止めてみましょう。続けたい感じや苦しい感じが生じることがあります。この感じも疑似を反復していけば, 弱くなっていきます。

③ 疑似作業を途中で止めたとき, あるいは疑似作業で欲求や身体症状の変化な

どを感じたとき，キーワード・アクションを試してみましょう。

④　キーワード・アクションをした直後に疑似作業をしてはいけません。キーワード・アクションは，薬物やアルコールをしない時間がはじまる信号になります。キーワード・アクションをしたら，疑似作業をするまで 20 分以上時間をあけてください。

⑤　疑似ステージでは，疑似作業を優先させてください。疑似作業を優先するので，キーワード・アクションをする時間的余裕が少なくなります。キーワード・アクションの回数が 1 日に 5 回ほどに減ってもかまいません。

⑥　キーワード・アクションは，いろいろなときにしてください。キーワード・アクションをすることを疑似作業の直後，あるいは，疑似作業を中断したときに限ってはいけません。疑似作業をしないときもキーワード・アクションをしてください。

（6）作業にあたっての注意

疑似静脈注射などをほかの人にしてもらってはいけません。あぶりの疑似作業を一緒にすることもいけません。過去に条件づけられた感情が一緒に疑似作業をおこなった人にたいして起こってしまう危険があり，トラブルの原因になります。

（7）疑似作業の記録

毎回，観察票（巻末）をつけます。自分の嗜癖行動をつかさどる神経活動が弱まっていくことを確認しましょう。作業回数票にも実施回数を記入してください。

（8）処方薬乱用の場合

処方薬乱用の場合，サティスフェイクタブレットという疑似薬を用います。嗜癖が処方薬乱用のみの人の場合，例外的に第 1 ステージをしないで，疑似ステージからのスタートになる場合があります。

抗不安薬や睡眠薬の実薬はすべて，屯用薬ではなく，定時薬に組みいれてもらい，屯用薬はすべて疑似薬であるサティスフェイクタブレットにします。

そして，欲求があるときもないときもサティスフェイクタブレットを服用します。ビールと一緒に睡眠薬を服用する癖がついている人は，炭酸水とともにサティスフェイクタブレットを服用してください。

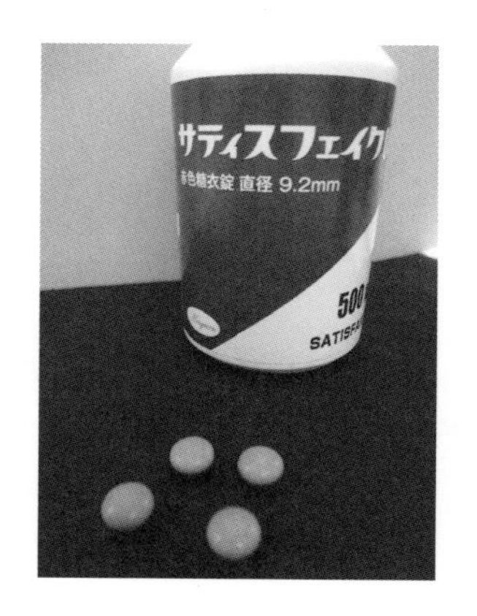

今日のワーク

○ あなたの嗜癖に合わせた疑似作業を数回やってみましょう。

○ プログラムの最後にキーワード・アクションをおこない，作業票に記録しましょう。（作業票が変わります）

《宿題》

○ 毎日キーワード・アクションを続け，作業票に記録してください。

○ よかったことの書き出しを続けてください。よかったことを 100 文まで書き上げた人は，その中から 1 つずつ選んでくわしい書き出しにしてみてください。大学ノート 1 ページ分くらいをめやすに，1 つのエピソードをくわしく思い出して書いてみましょう。

★ 入院治療では疑似作業は毎日 20 回行います。20 回はむずかしくても，次回まで，疑似作業を可能な範囲で続けます。

条件反射制御法　疑似ステージ　作業回数記録票

年　　　月　　氏名＿＿＿＿＿＿＿＿＿＿

日	キーワード・ アクション回数	キーワード・ アクション累計	疑似 回数	疑似 累計	備考

第12回

つらかったことの書き出し

【本日のテーマに入る前に】

今回は，疑似作業も，キーワード・アクションもせずに，本日のテーマに入ります。

つらかったこと・ストレス状況の書き出し

今回はノートに自分のストレスの状況やつらかった経験を書き出す作業をします。

「つらかったことの書き出し」と後におこなう「つらかったエピソードの中の20個の要素の書き出し」を続けることで，過去の苦痛に向き合いやすくなり乗り越えることができます。そして今後起こりうるストレスにも立ち向かいやすくなります。

第7回で述べたように，癖になったアルコール・薬物乱用などは，ストレスが加わると再発しやすくなります。ストレスが生じた状態は，おおげさに聞こえるかもしれませんが，生き物にとって，「死の方向に向かう環境」に入った状態です。「死の方向に向かう環境」では，定着した神経活動が出やすくなるのです。たとえそれが誤作動であっても，「進化・生き残りに有利」と脳がとらえた行動を司る神経活動が定着しています。アルコール・薬物乱用などの定着した嗜癖行動はストレス状況で出やすくなります。

つらかったことを書き出すことで，その時の気持ちがよみがえり，薬物やアルコールを摂取したくなることがあります。前もって，辛かったことの書き出しの後に，疑似や想像をすることを予定しておくことがよいでしょう。疑似や想像の反応が強く出ますが，最後に生理的報酬はないので，空振りの効果が強く生じて，欲求の治まりは効果的に進みます。つらかったことを書き出すことで，つらい気持ちが続く場合は，先に書き出しておいたよかったことのリストを読みかえすのもよいでしょう。

この作業をくりかえすことで薬物やアルコールに向かう行動が起こりにくくなり，ストレスがあってもいろいろなことに安定した気持ちで対応できるようになります。

ストレス状況，つらかったことの書き出しを行います。

エピソードは，小さい頃のことでも，最近のことでもかまいません。たとえば，次

のような文になります。

文例)

・小学校３年生のときに，学校で隣の席の女の子に「死ね」と言われて顔を殴ってしまい，親がその子の家にあやまりにいくことになった。
・中学３年生のときにテストの点数が悪くて，担任の先生から志望校合格は無理と言われた。
・30 歳のときに商店を経営していた父が脳梗塞で倒れた。店をたたむときに，叔父たちと大げんかになり，タンスを壊してしまった。
・今年の夏，楽しみにしていたアニメ映画が期待外れでがっかりした。

今から 20 分間，この作業に取り組みます。20 分の中で，１つでも，いくつでも書ける分を書いてください。

書くのがつらくなったり，なかなか書けないときは，スタッフに手伝ってもらうこともできます。

20 分たったら，グループで話せるものだけ話しましょう。

私たちは，人生の中で身体的，精神的，社会的な苦境にしばしば遭遇します。このような苦境は，私たちを成長させてくれ，生きるための原動力にもなりうるもので，私たち人間存在の内外，裏表に見出せる事実の一側面，「逆境相」ともよばれます。苦しいときの逆境相にある意味を理解できたとき，それまでよりも，日常的な当たり前の幸いである順境相が味わい深く感じられることでしょう。

今日のワーク

○ つらかったことをノートなどに書き出してみましょう。

○ つらかったことの書き出しで書いた文で，グループで話せるものを発表しましょう。

○ 次に疑似作業を行います。

○ 最後にもう一度，皆で感じたこと，考えたことを話し合い，キーワード・アクションをおこないます。以前書きためた「よかったこと」について発表しあうのもよいでしょう。

《宿題》

○ 毎日キーワード・アクションを続け，作業票に記録してください。
○ 次回までできる範囲で，疑似作業を続けましょう。
○ ストレス状況，つらかったことの書き出しは，スタッフに手伝ってもらうなどして，次回まで少しずつ書き続けてみてください。一人暮らしの人は，一人の部屋で行わないでください。つらかったことの書き出しをおこなった後は，キーワード・アクションをしたり，音楽を聴いたり，よかったことの書き出しを読んだりして，気分転換をはかってください。

★ 注意　つらかったことの書き出しの後に疑似作業をしたり，キーワードアクションをしてもかまいません。しかし，キーワード・アクションのあと 20 分間は，疑似作業，つらかったことの書き出しはしないでください。

第13回

リラックス法

【本日のテーマに入る前に】

ストレス状況・つらかったことの書き出し作業を15分間行います。

次に，疑似作業を1回します。また，作業票で疑似作業とキーワード・アクションの回数の確認をします。疑似作業の後，キーワード・アクションを1回します。

リラックス法をやってみよう

キーワード・アクションをくりかえしおこなって，しっかりと定着したあとには，薬物などの欲求がでたときだけでなく，イライラしたり怒りを覚えたときにも，キーワード･アクションの効果があらわれます。キーワードの最後の部分に「大丈夫」「安全だ」などをいれて，条件反射制御法開始直後から怒りや不安を落ち着かせることに取り組んでいる場合は，より実感しやすいと思います。

この回で取り上げているリラックス法は，特別な道具や場所がなくても，どこでも手軽に取り組めるものです。まだ，キーワード・アクションが定着する前に実施したり，キーワード・アクションと組み合わせたりして取り組むとよいでしょう。キーワード・アクションと組み合わせるときは，通常はキーワード・アクションの直後にときどきおこないます。キーワード・アクションの直後には，薬物やアルコールなどの嗜癖行動がなく，平安な時間がおとずれるように定着させます。キーワード・アクションのあとに毎回リラックス法をおこなうわけではありません。キーワード・アクションと組み合わせておこなうのは，1日1回でよいでしょう。

（1）3，2，10秒　呼吸法

① 鼻から3秒かけて大きく息を吸います。頭の中で「1……2……3……」とゆっくり数えながら，鼻から息を吸ってください。

② 2秒間だけ息を止めます。息を止めて，頭の中で「1……2……」とゆっくり数えます。

③ 10秒かけてゆっくり息を吐きます。頭の中で，ゆっくり10まで数えながら，

口をすぼめて，お腹から空気をゆっくり吐きだします。

※①～③を８回くりかえします。２分くらいかかります。[8)]

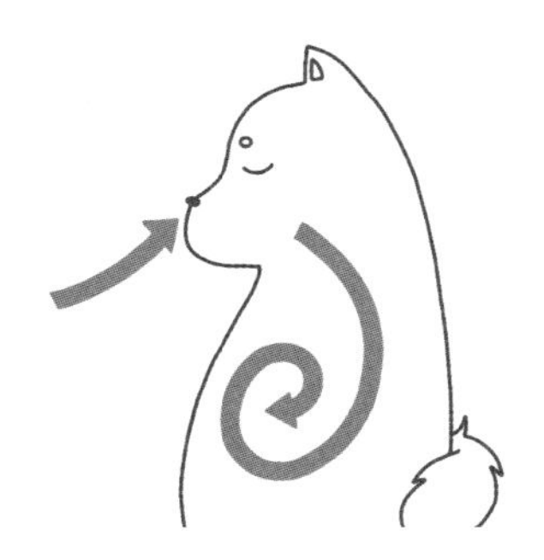

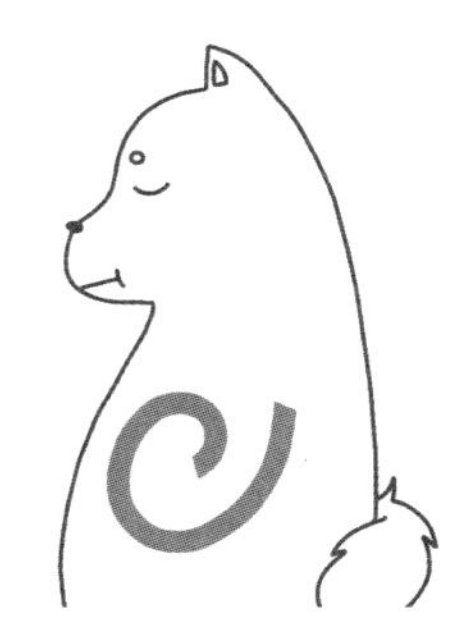

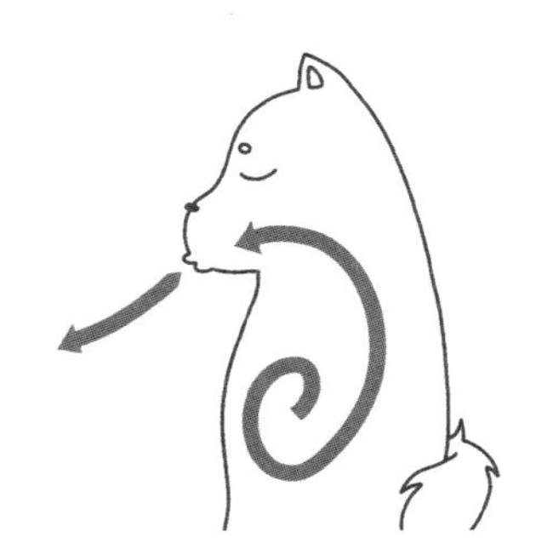

（２） 爪もみ

手の爪の根元には，不安を落ち着かせ自律神経の働きを整えるポイントがあります。爪のつけ根を両側から10回くらい，ちょっと痛いくらいに順番にもんでいきます。とても強い怒りを感じたときには，親指の爪の根元を外側から（人差し指側と反対側）強くもみ，次に薬指の爪の根元を両側から強くもんでみてください。[9)]

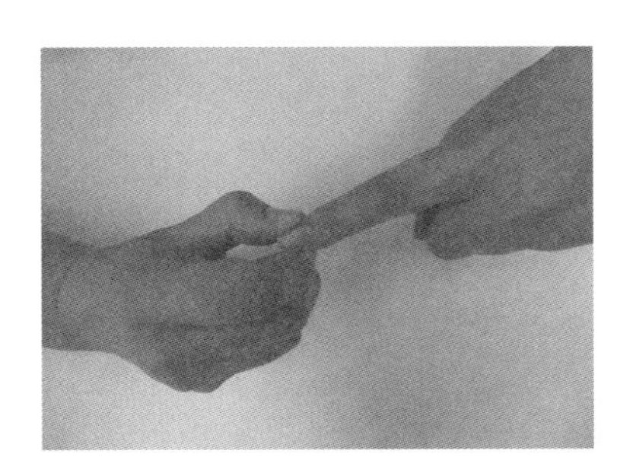

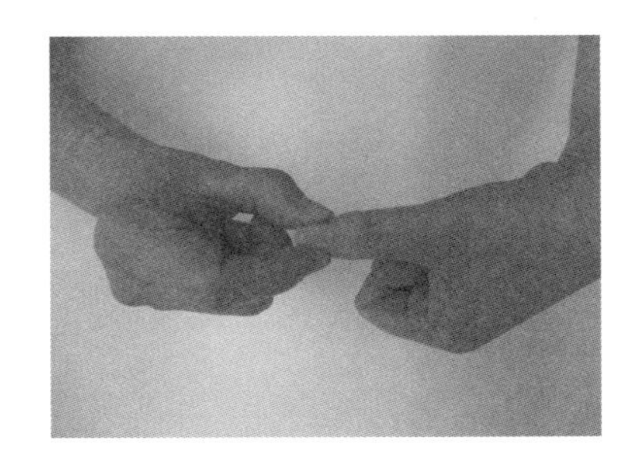

今日のワーク

○ リラックス法の（1）と（2）を実際にやってみましょう。

○ ほかにどんなリラックス法をやったことがありますか？　発表して，皆でやってみましょう。

○ 今日取り組んだことについて，皆で話し合いましょう。

○ プログラムの最後にもう一度キーワード・アクションをおこない，作業票に記録しましょう。

《宿題》

○ 毎日キーワード・アクションを続け，作業票に記録してください。
○ 次回までできる範囲で，疑似作業を続けましょう。
○ ストレス状況，つらかったことの書き出しは，スタッフに手伝ってもらうなどして，次回まで少しずつ書き続けてみてください。一人暮らしの人は，一人の部屋でおこなわないでください。つらかったことの書き出しをおこなった後は，キーワード・アクションをしたり，音楽を聴いたり，よかったことの書き出しを読んだりして，気分転換をはかってください。

第14回

人間関係の問題

【本日のテーマに入る前に】

ストレス状況・つらかったことの書き出し作業を15分間行います。

次に疑似作業を1回します。また，作業票で疑似作業とキーワード・アクションの回数の確認をします。疑似作業の後，キーワード・アクションを1回します。

嗜癖を悪化させる人間関係

物質使用障害を育て，悪化させる人間関係に“共依存”があります。“共依存”とは，人間関係における嗜癖で，互いの成長をさまたげるようなゆがんだ人間関係にとらわれている状態を言います。たとえば，人に頼られないと生きていけないと感じている人と，人を頼らなければ生きていけないと感じている人との組み合わせで，片方がもう一方の世話をやくことに明け暮れていたり，始終干渉してコントロールしたりしている状態です。また，相手の失敗や不義理のしりぬぐいを何度もしていることもあります。これは，その人の人間的な成長をさまたげる行為です。

世話をやいている方は，相手が自分の思い通りにならないと不安になったりイライラしたり，怒りを覚えたりして穏やかな気もちになれません。夫婦やカップルだけでなく，友人同士，親子，兄弟でもこのような関係が続くことがあります。その人の失敗について，その人自身に責任をとらせることは，その人の成長を大事にすることなのです。勇気をもってその人の成長を見守りましょう。

たがいに薬物を乱用し，ときにひどく憎みながら離れられないカップルもいます。カップルで薬物を乱用しているうちのひとりが，現状に疑問を感じ，パートナー以外の誰か（カウンセラーや自助グループの仲間，先輩など）に相談しようとしたとします。もうひとりは，おなじみの行動と違うパターンの行動をとろうとする相手にたいし，見捨てられ不安や怒りを感じるかもしれません。そして，自殺のそぶりや，浮気，大量服薬など相手の気をひくことをしてしまいます。変わろうとしたひとりも，相手の世話をすることでとどまってしまいます。変わろうとすることは勇気が必要で，不安な気もちはなかなか切り離せません。ゆさぶりをかけてくる相手の行動はこの不安

な気もちに働きかけてきます。そして元のさやにもどり，どちらかが破滅するまで同じことがくりかえされてしまうのです。このようなカップルは，互いの成長をはばんでいます。

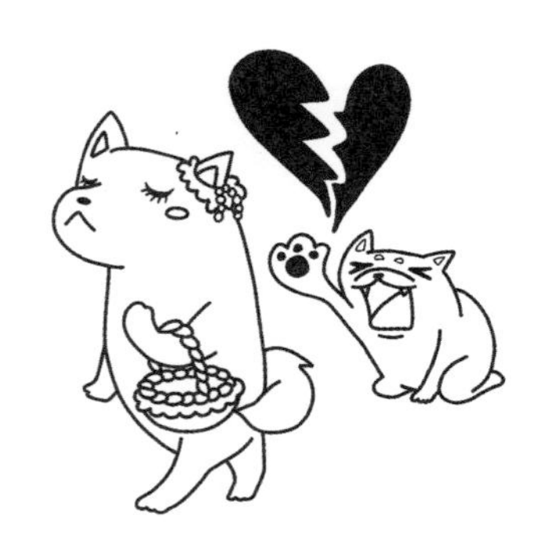

厄介なことに，このような関係におちいりやすいふたりは，会ってすぐに引き合ってしまうことが多いのです。なぜ出会ったのでしょうか？　自助グループに通い，あるいは治療やカウンセリングを受けて自分の問題に気づいているとしたら，なんとか踏みとどまる選択をとることもできます。どんなに相手の切ない表情に気もちが動いても，やさしくしてあげたい衝動にかられても，救ってあげたいと感じても，薬物・アルコール乱用の真っ最中の人に近づいてはいけません。あなたの中には，回復したい心と，落ちてゆきたい願望が同居しています。乱用中のその人は，あなたの「落ちてゆきたい願望」に働きかけてきます。近づけば，いずれ２人は共倒れになるでしょう。

アルコール・薬物乱用は「間接的な自殺」と言われることがありますが，乱用カップルは「間接的心中」です。

先に述べたようなカップルの間では，何度もひどいけんかがくりかえされます。ののしりあい，侮辱しあい，暴力にもおよび，泣いたり，大声を出したり，土下座し，仲なおりしたりと，いそがしいジェットコースターのようなドラマチックな展開がくりひろげられることもめずらしくありません。このようなアップダウンのはげしい関係自体，嗜癖になってしまいます。

人間関係の中で，いさかいの火種をまいておいて，あとで仲裁役をひきうけるような立ちまわりをくりかえす人もいます。昔はこのような人のことを「マッチポンプ」（自分でマッチで火をつけ，自分で消火ポンプで火を消す）とよびました。マッチが使われなくなった昨今では「ライター消火器」とでもよんだほうがわかりやすいでしょうか。いさかいやトラブルの影に同じ人物が何度も登場することがあります。まるで放火犯が自分が放火した火事を見物しに来ているようです。

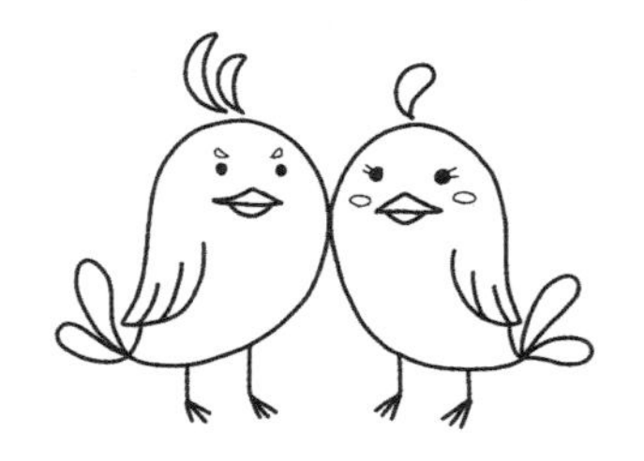

このような，いわば“トラブル嗜癖”はまわりを巻き込み，本来の自分のなすべきことに取り組む余裕を奪ってしまいます。物質使用にのみ着目するのでなく，こうした人間関係がひそんでいないか，考えてみましょう。

今日のワーク

○ 今まで書き出してきた「よかったこと」「つらかったこと」を見かえしながら考えてみましょう。

1）あなたの過去に回復のさまたげとなるような人間関係がありましたか？

2）あなたの過去に回復を助けてくれたどんな人間関係がありましたか？

3）現在，あなたには回復のさまたげになるような人間関係はありますか？

4）現在，あなたの回復を助けてくれるどんな人間関係がありますか？

○ プログラムの最後にもう一度キーワード・アクションをおこない，作業票に記録しましょう。以前書きためた「よかったこと」について発表しあうのもよいでしょう。

《宿題》

○ 毎日キーワード・アクションを続け，作業票に記録してください。
○ 次回までできる範囲で，疑似作業を続けましょう。
○ ストレス状況，つらかったことの書き出しは，スタッフに手伝ってもらうなどして，次回まで少しずつ書き続けてみてください。一人暮らしの人は，一人の部屋でおこなわないでください。つらかったことの書き出しをおこなった後は，キーワード・アクションをしたり，音楽を聴いたり，よかったことの書き出しを読んだりして，気分転換をはかってください。

第15回

怒りについて

【本日のテーマに入る前に】

ストレス状況・つらかったことの書き出し作業を15分間行います。

次に，疑似作業を1回します。また，作業票で疑似作業とキーワード・アクションの回数の確認をします。疑似作業の後，キーワード・アクションを1回します。

怒りを知ろう

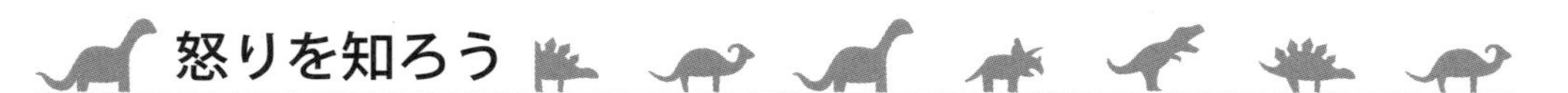

怒りには，カッとなってどなったり，乱暴なしぐさや不機嫌な表情を見せてしまう「アンガーアウト」（表現された怒り）と，怒りをため込んで血圧が上がったり，胃痛，不眠，抑うつ気分などの自分の心身の不調につながってしまうような「アンガーイン」（表出されない怒り）があります。アンガーとは怒りのことです。ひとりの人が「アンガーイン」ばかりだったり，「アンガーアウト」のみだったりということはありません。たとえば，家族にはすぐにキレる「アンガーアウト」だが，外では「アンガーイン」だったり，いつも我慢する「アンガーイン」の人が，ある日爆発して「アンガーアウト」になったりと，ひとりの人でも「アンガーイン」と「アンガーアウト」が混在しています。[10)]

どなったり，椅子をけったりして，怒りを発散させようとしてもうまくいかないことが多いものです。乱暴なことばや，動きそのものが刺激になり，さらに興奮して気もちがおさまらなくなります。また，人前で怒りを爆発させてしまったときには，その場にいた人と気まずくなってしまい，関係修復のための心労が加わったり，自己嫌悪におちいったりしてしまいます。

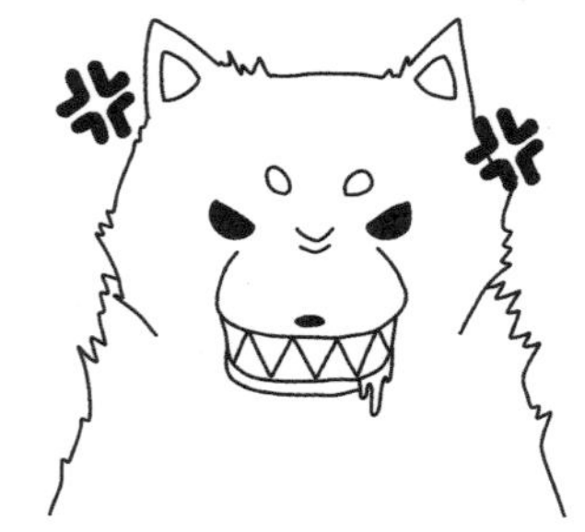

興奮は新たな刺激が加わらなければ，だんだんおさまってきます。人間の神経活動はそういうふうにできています。ですから，怒りが爆発しそうなときは，怒りのもとと距離をとって，文字通り「頭を冷やす」ことが一番よいのです。しかし，心の中に怒りをためて，すべて我慢してばかりいる

と，自分の健康に損害がでてしまいます。ですから，攻撃的ではない，自己主張が大事なのです。

怒りや不満を他人に向けずに，酒や薬物で解消しようとする人もいます。

また，薬物や酒の力を借りて，怒りを外にだす人もいます。

過去の怒りの記憶に苦しんで，薬物やアルコールでその記憶から逃げようとする人もいるでしょう。怒りは薬物乱用の強い引き金になるのです。

自分の怒りパターンを知ることは，怒りが引き起こす害を避けるための一歩になります。

今日のワーク

○ 過去に怒りをためこんでしまった経験（アンガーイン）と，怒りを爆発させてしまった経験（アンガーアウト）をふりかえってみましょう。

○ あなたにとって，怒りと物質乱用は関係がありますか。

○ プログラムの最後にもう一度キーワード・アクションをおこない，作業票に記録しましょう。以前書きためた「よかったこと」について発表しあうのもよいでしょう。

《宿題》

○ 毎日キーワード・アクションを続け，作業票に記録してください。
○ 次回までできる範囲で，疑似作業を続けましょう。
○ ストレス状況，つらかったことの書き出しは，スタッフに手伝ってもらうなどして，次回まで少しずつ書き続けてみてください。一人暮らしの人は，一人の部屋でおこなわないでください。つらかったことの書き出しをおこなった後は，キーワード・アクションをしたり，音楽を聴いたり，よかったことの書き出しを読んだりして，気分転換をはかってください。

第16回

【条件反射制御法をやってみよう】想像ステージ

【本日のテーマに入る前に】

ストレス状況・つらかったことの書き出し作業を15分間行います。

次に，疑似作業を1回します。また，作業票で疑似作業とキーワード・アクションの回数の確認をします。疑似作業の後，キーワード・アクションはしないで，本日のテーマに入ります。

想像作業とは

想像作業では，目を閉じて，アルコールや薬物を乱用していた「よくある1日」について，時間にそって記憶をたどります。自分のいた場所，歩いた道，動作，考えたこと，ほかの人と話したことば，見たもの，聞こえたもの，明るさ，まわりの雰囲気，匂い，味などを時間にそって思い出すのです。

想像作業は，疑似作業と同じように，刺激を再現し，しかし実際には体内にアルコールや覚醒剤がはいることはないので，「空振り」が続きます。それにしたがって，でき上がっていた乱用につながる第一信号系の反射連鎖は弱まっていきます。

疑似作業の刺激は，アルコールや薬物を摂取する直前の刺激ですが，想像作業は，それよりも時間的にも空間的にも広く刺激を拾っています。

想像作業は，どこにいてもできます。入院中でも，回復支援施設内でも，刑務所や少年院の中でも，グループホームでも，自宅でも，電車の中でも，目を閉じながら，自分の過去の乱用のいろいろなパターンを思い出し，頭の中で再現できます。

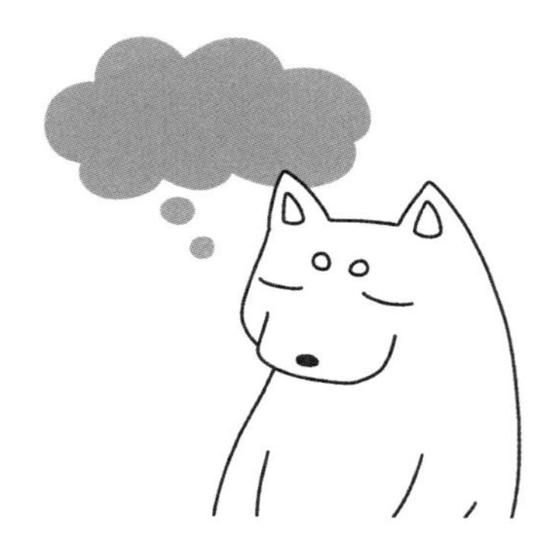

想像作業のコツ

（1）自分の動作だけでなく，まわりの状況すべてを思い出す

想像作業で思い出すのは，自分の動作だけでなく，そのときに身を置いていたまわりの状況すべてです。たとえば，自分の部屋で覚醒剤乱用をくりかえしていた人は，自分の部屋の壁，照明，テーブル，かかっていた音楽などがすべて問題の行動を促進する刺激になっている可能性があります。想像作業では，このような環境からの刺激も，自分の動きなどによる刺激も再現されますが，薬物やアルコールを実際には摂取しません。したがって，空振りがくりかえされ，それらの刺激が問題行動を促進する刺激である効果を失います。

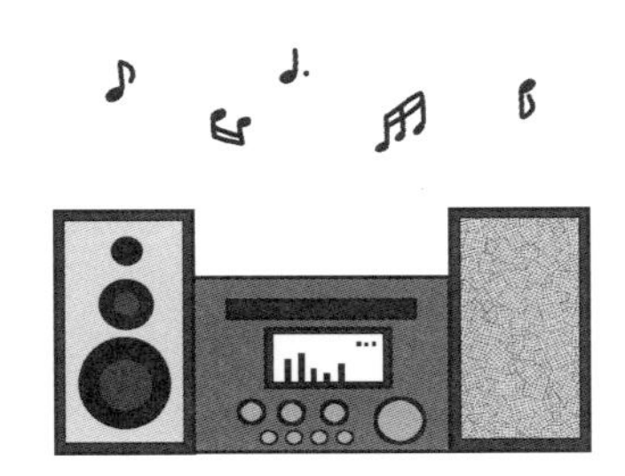

（2）記憶が薄まったら作文を読む

はじめのうちは想像の中で当時の様子が音声や映像をともなって生々しく再現されていても，くりかえすうちに記憶が薄まっていき，なかなか再現されなくなることも少なくありません。こうなっても，想像をやめてはいけません。記憶が薄まっている中でも当時のことを思い出す作業に取り組んでください。どうしても思い出せなければ，疑似ステージ期間に作っておいた作文を読んで想像を助けることもできます。入院ならば 200 回は想像をしてください。

（3）継続して取り組む

想像作業のとりかかりでは，支援者がリードしておこないます。入院中や服役中は，このステージでは，想像作業を 1 日 20 回を目標におこないましょう。地域生活を続けながら取り組む場合は，1 日 20 回実施するのはむずかしいかもしれません。毎日少しずつでも取り組んでいきましょう。

（4）想像作業は欲求に関係なくおこなう

想像作業は，欲求があってもなくてもおこないます。

（5）ほかの作業との関係

想像作業を連続しておこなっても，想像と疑似作業を続けておこなってもかまいません。何回続けても，想像と疑似とどちらが先になってもかまいません。

想像作業の直後にキーワード・アクションをおこなってもよいですが，キーワード・アクションのあとの 20 分間は，想像作業はできません。疑似作業の説明でも言いましたが，キーワード・アクションのあとの 20 分間は「乱用と関係ない時間」が来なければなりません。

想像ステージでは，想像作業を優先させ，キーワード・アクションは１日５回程度になってもよいです。疑似作業も毎日数回おこなうことがのぞましいですが，過ごす環境に応じて，できる範囲でおこなってください。

今日のワーク

○ 実際に，想像作業をやってみましょう。

○ プログラムの最後にキーワード・アクションをおこない，作業票に記録しましょう。（作業票が変わります）
以前書きためた「よかったこと」について発表しあうのもよいでしょう。

《宿題》
○ 毎日キーワード・アクションを続け，作業票に記録してください。
○ 次回までできる範囲で，疑似作業を続けましょう。
○ 想像作業を毎日おこない，作業票に記録します。

条件反射制御法　想像ステージ　作業回数記録票

年　　　月　　氏名＿＿＿＿＿＿＿＿

日	ＫＷＡ 回数	ＫＷＡ 累計	疑似 回数	疑似 累計	想像 回数	想像 累計	備考

第17回

つらかったことの書き出し　その2

【本日のテーマに入る前に】

作業票で疑似作業，想像作業，キーワード・アクションの回数の確認をします。
キーワード・アクションはしないで本日のテーマに入ります。

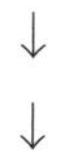つらかったこと・ストレス状況の書き出し その2

今まで書いてきたつらかったこと・ストレス状況の書き出しはいくつくらいになりましたか。目標の100まで到達している人もいれば，半分以下の人もいるかもしれません。

ここでは，皆さんの書いてくださったストレス状況やつらかった体験1話につき，その体験の中に登場する人物や物，音，匂い，色などを思い出して，その名前を20個を目指して書き出す作業「20個の書き出し」に取り組みます。

例）

・30歳のときに商店を経営していた父が脳梗塞で倒れた。店をたたむときに，叔父たちと大げんかになり，タンスを壊してしまった。

↓

↓

「20個の書き出し」

・タンス，叔父の顔，叔父の大きな声，市民病院，銀行，屋上，病室，特急列車，妹，母親，近所の●●さん，植木鉢，ピアノ，父の主治医，通帳，古い時計，パイプ椅子，看護師，手が痛かったこと，屋上

この作業により，「ストレス」としての刺激が生じますが，そのあとに過去にあったようにアルコールや薬物の乱用はしないので，刺激の空振りがさらに進みます。ストレス状況でもアルコールや薬物に走らないためのトレーニングです。また，この作業は，つらかったこと，ストレス状況を物体としてまるで解剖するようにバラバラにし

てとらえる作業です。この作業を通して，過去のつらい記憶を客観的にとらえ，距離をとりやすくなり，現在の生活が影響を受けにくくなります。

今日のワーク

○ つらかったことの書き出し 1 話について，思い浮かぶものを 20 個くらい書き出してみましょう。

○ 想像作業，疑似作業をおこなってください。

○ キーワード・アクションをします。

○ 以前書きためた「よかったこと」について発表しあってください。

《宿題》

○ 毎日キーワード・アクションを続け，作業票に記録してください。
○ 次回までできる範囲で，疑似作業を続けましょう。
○ 想像作業を毎日行い，作業票に記録します。
★ ストレス状況，つらかったことについて「20 個の書き出し」を宿題として取り組むことも可能ですが，夕方以降は取り組まないでください。一人で行わずに，支援者に手伝ってもらうことがよい場合があります。

第18回

あなたのまわりにある支えとブレーキ

【本日のテーマに入る前に】

作業票で疑似作業，想像作業，キーワード・アクションの回数の確認をします。ストレス状況・つらかったことの書き出しから1話選び，「20個の書き出し」を行います。

想像作業，疑似作業をします。キーワード・アクションをします。

見つけよう，支えとブレーキ

くりかえしていたアルコール，薬物乱用の問題に取り組むために，皆さんは，すでに条件反射制御法をはじめています。

ブレーキは複数あったほうが確実です。

あなたのまわりには，家族，身近な人たち，ダルク，マックなどのピアサポーター，病院や診療所のスタッフ，役所の担当者，社会復帰調整官などの支えのほかに，強力なブレーキとして麻薬取締官，保護観察官，保護司，刑事などもいるかもしれません。

また，大事なサポートとして，ナチュラルサポートというものがあります。いきつけの喫茶店のマスター，ラインでつながっている友人，学習会やミーティングでとなりにすわった人からも大事な支え，つながりを感じることができます。あなた自身もだれかのナチュラルサポーターになっているかもしれません。

問題を止めることができたなら，そのあとに，アルコール・薬物などについやしていた時間，お金，エネルギーを何に使いたいでしょうか？　アルコールや薬物をやめることは大事なことですが，人生の目的そのものではありません。自分のやりたいことや目標を意識することは，人生を豊かにし，薬物やアルコールに頼る生活に戻りにくくします。

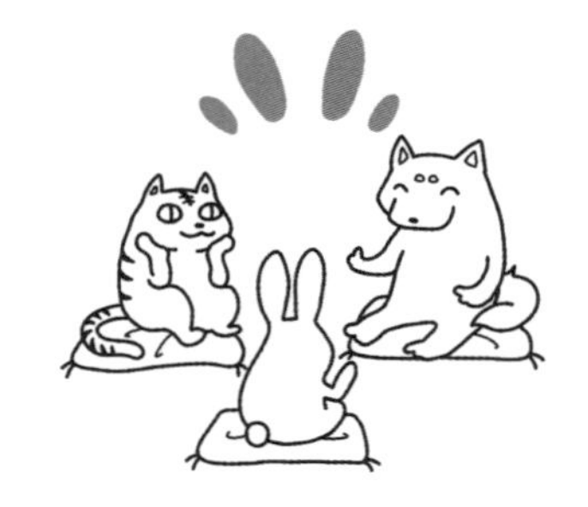

「どうせ,だめだ」と投げやりになってあきらめてしまっていませんか。薬物やアルコールから抜けることができたとしても，これからもたくさんの失敗を経験するかもしれません。しかし，失敗しながらも，1日，

1日と生活を続けていくあなたの姿が尊いのです。そのようなあなたの生き方は，きっとあとに続く人を勇気づけることでしょう。

今日のワーク

○ 現在の生活の中で，あなたのまわりにあるブレーキや支えにはどんなものがありますか。あてはまるものすべてに○を付けましょう。

断酒会　AA　NA　そのほかの自助グループ（　　　　　　　　　　　　）
家族　友人　仲間　恋人　同僚　上司　スポンサー　支援スタッフ
条件反射制御法　カウンセリング　学習会　院内ミーティング
教育プログラム　抗酒剤　麻薬取締官　保護観察官　保護観察所でのプログラム
保護司　薬物検出検査　刑事　宗教　仕事　趣味　ボランティア
そのほか（　　　　　　　　　　　　　　　　　　　　　　　）

○ これから取り入れたいブレーキ，支えはありますか。書き出してみましょう。

○ アルコール・薬物についやしていた時間，お金，エネルギーをこれから，何に使いたいでしょうか？　チャレンジしてみたいことはありますか？　書き出してみましょう。

○ プログラムの最後にもう一度キーワード・アクションをおこない，作業票に記録しましょう。

《宿題》

○ 毎日キーワード・アクションを続け，作業票に記録してください。

○ 次回までできる範囲で，疑似作業を続けましょう。

○ 想像作業を毎日行い，作業票に記録します。

★ ストレス状況，つらかったことについて「20 個の書き出し」を宿題として取り組むことも可能ですが，夕方以降は取り組まないでください。一人で行わずに，支援者に手伝ってもらうことがよい場合があります。

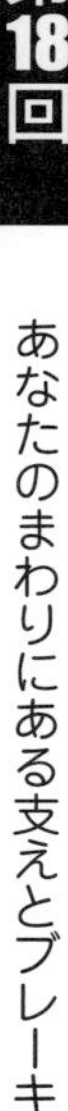

第19回

クライシス・プラン

【本日のテーマに入る前に】

作業票で疑似作業，想像作業，キーワード・アクションの回数の確認をします。ストレス状況・つらかったことの書き出しから1話選び，「20個の書き出し」を行います。

想像作業，疑似作業をします。キーワード・アクションをします。

あぶないときの自分自身の変化

再使用・スリップに近づきつつある行動パターンがあります。まだアルコール・薬物・パチンコに，走ってはいないものの，そろそろあぶない黄色信号の状態です。行動パターン，ものの考え方，感じ方のパターンが，薬物・アルコール乱用時，ギャンブルにはまっていたころと同じ状態になっているのです。また，いらいらや怒り，不安，ゆううつの気分に気づく前に，胃痛，頭痛，疲れやすさなどの身体の症状があらわれる人もいます。

この段階で自分で気がついて方向転換することができます。そのために，自分のあぶないパターン，サインをつかんでおきましょう。アルコール・薬物に「はまっている」ときにあった行動・感情・身体症状などについて，あなたにあてはまりそうなことがないか，下から探してみましょう。これらがあらわれていたら，再発の危険信号かもしれません。

仕事を休む　　嘘をつく　　約束をやぶる　　盗みをする　　食事のかたより

通院しなくなる　　プログラムを休む　　薬を多めに飲む　　昼夜逆転

趣味をやめる　　汚れた服を着たり入浴しない　　金づかいがあらくなる

衝動的なふるまい　　ひきこもり　　細かいことにこだわりすぎる

怒りっぽくなる　　たばこが増える　　乱暴な運転　　悪口がふえる

行きあたりばったりのセックス　　トラブルを引き起こす　　けんか

他人のトラブルに首をつっこむ　　胃痛・頭痛などの身体症状

寝る前の睡眠薬などをのんでから遊びにいく　　そのほか（　　　　　　　　）

クライシス・プランを作ってみよう

自分の危ないサイン，黄色信号の状態について分析してきましたね。ここで，もう一度ふりかえってまとめてみましょう。

クライシス・プランとは，自分が危ない状態になったときにどのように行動すればよいかを冷静なときに考えておくことです。下にクライシス・プランの例を紹介していますので，参考にしてみてください。

クライシス・プランは，自分が意識できている刺激にたいしてしか予防線をはれません。そして，そもそも第一信号系のほうが強力なうちは，いくら予防線をはっても突破されてしまいます。条件反射制御法の作業をやって，いろいろな刺激に対抗できるようにあなたの脳を鍛えあげ，第二信号系・思考が働けるような状態にしましょう。

条件反射が以前よりも相当コントロールされている状態であっても，再乱用のリスクがあるような状況は避けたほうが賢明です。ブレーキはたくさんあったほうがよいのです。クライシス・プランは再乱用，最悪な状況を防ぐためのツールになります。

クライシス・プランの例

	状　況	対処法
警戒 レベル 1	ミーティングに行かなくなる。 維持ステージをさぼる。 仕事でストレス。	まずミーティングに行く日を決める。 仲間に話す。 家族とパークゴルフに行く。
警戒 レベル 2	過去に一緒に覚せい剤を使ったことのある友人と再会した。	ミーティングで話す。 家族に話す。 麻薬取締官と面談する。
警戒 レベル 3	覚醒剤をまた使ってしまった。	病院に相談する日にちをあけ，簡易薬物検査，麻薬取締官との面談の予定を組む。 ミーティングで話す。

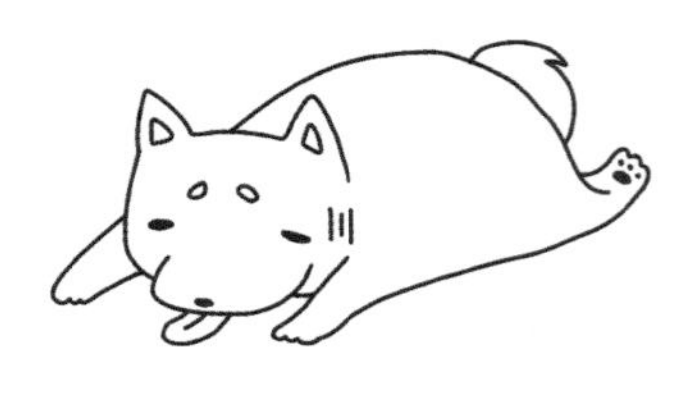

今日のワーク

○ あなたの危険なサインはどんなものがありましたか？　３段階の警戒レベルに分けて書き出してみましょう。また，危険な状況になったとき，危機を乗り切るためにどんな対処法があるか，あらかじめ考えてみましょう。

	状　況	対処法
警戒 レベル１		
警戒 レベル２ 黄色信号		
警戒 レベル３ 赤信号		

○ プログラムの最後にもう一度キーワード・アクションをおこない，作業票に記録しましょう。

《宿題》

○ 毎日キーワード・アクションを続け，作業票に記録してください。

○ 次回までできる範囲で，疑似作業を続けましょう。

○ 想像作業を毎日行い，作業票に記録します。

★ ストレス状況, つらかったことについて「20個の書き出し」を宿題として取り組むことも可能ですが，夕方以降は取り組まないでください。一人で行わずに，支援者に手伝ってもらうことがよい場合があります。

第20回

放念：今日１日，今を生きるために（森田療法的アプローチ）

【本日のテーマに入る前に】

作業票で疑似作業，想像作業，キーワード・アクションの回数の確認をします。ストレス状況・つらかったことの書き出しから１話選び，「20個の書き出し」を行います。

想像作業，疑似作業をします。キーワード・アクションをします。

手放したほうがよいもの

強い怒りは，健康に害をおよぼし，再乱用の引き金になることを第15回で取り上げました。私たちは，本当は手放したほうがよいこだわり，執着，怒りによって自分自身を苦しめています。

それでは，どんなものを手放したほうがよいのでしょうか。

（1）もっていないものを惜しみ，悔やむ気もち

もっとお金もちの家に生まれてくればよかったのに，もっと背が高ければよかったのに，犬じゃなくて猫を飼えばよかったのに，肝臓が健康だったらよかったのに，子どもが野球少年だったらよかったのに……このようなことを悔やんだり，本気で残念がったりしても状況は変わりません。今あなたがいる場所，状況は，そうなるべくしてそうなり，与えられているのです。

自分の家族，自分の身体のそのままをまず受け入れましょう。今，そばにある恵みを大事にしましょう。もちろん，より健康になるための努力，家族とのよりよい関係を築くための思いやりは大切です。しかし，結果がうまくいかなくても，周囲や自分自身をせめてはいけません。

（2）未来の不安

将来がどうなるかは，ある程度は予測できても，絶対ではありません。

もちろん，災害や事故時のことを考えて対策を考えておくことは必要です。しかし，私たちがふだん，悩んで思いめぐらせていることのほとんどは，人間社会全体から考

えれば小さなことです。まだ起こってもいないことをはるか前からくよくよ考えても時間が無駄になるだけです。そのときに考えればよいのです。

未来は現在の延長にあります。しっかりと現在を生き続けることが将来につながっていきます。今，あなたのまわりにあるものを大切にしながら，やるべきことをやっていくことでしか，未来の不安は解消されません。

（3）過去の怒り，恨みなど

過去にあなたの心をひどく傷つけ，大きな怒りのもとになっている人にたいする怒りや恨みから離れられないでいる人がいます。毎日，そのことをくりかえし考えているということは，いまだにその人とともに人生を歩んでいることになってしまいます。復讐の計画をたてたり，復讐サイトなどをインターネットで見たり，その人のフェイスブックをチェックし続けたりすることは，かえって，怒りや恨みの情動を根づかせてしまいます。怒りや恨みの感情は，再乱用の引き金になります。

条件反射制御法のキーワード・アクションをかさねていったあと，イライラしたり怒りの感情がでたりしたときにキーワード・アクションをすると落ち着くことが多くなります。しかし，より効果を狙いたいときは，次のようなことを試みます。

① キーワード・アクションのあとに1日に1回は自分の好きな，リラックスした時間をもつ。音楽を聴く，アロマ，ティータイム，お笑い動画をみる……など，あなたの好きなことでかまいません。

② キーワードのおわりの部分に「大丈夫」「落ち着いている」「安心だ」など，怒りや恐怖がない状態をあらわす言葉をつけて（アクションはそのまま），キーワード・アクションを続ける。

嫌なことがあった過去を変えることはできません。しかし，あなたの歴史はそのことだけではなかったはずです。現在が充実してくると，過去の記憶に関してスポットライトがあたる場所が変わってきます。

いつか，過去の嫌な出来事について，ユーモアをもって話すことができ，そのときの自分自身を含めた登場人物を許せる日がくることでしょう。

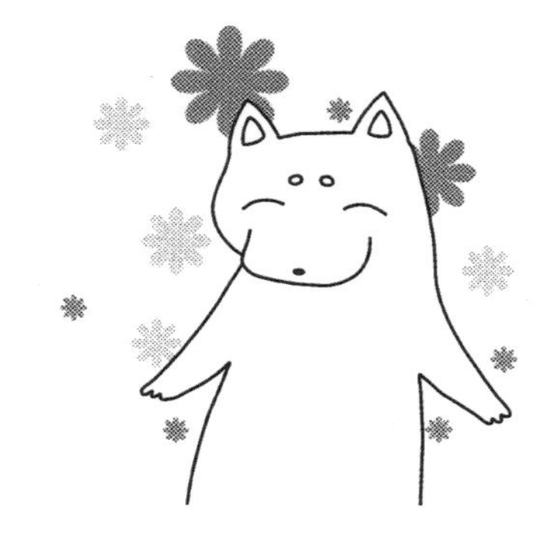

今日のワーク

◯ 今日のテーマ“手放したほうがよいもの”について，話せることはありますか。グループで話しあってみましょう。

◯ プログラムの最後にもう一度キーワード・アクションをおこない，作業票に記録しましょう。

《宿題》

◯ 毎日キーワード・アクションを続け，作業票に記録してください。
◯ 次回までできる範囲で，疑似作業を続けましょう。
◯ 想像作業を毎日行い，作業票に記録します。
◯ ストレス状況，つらかったことについて「20 個の書き出し」を宿題として取り組むことも可能ですが，夕方以降は取り組まないでください。一人で行わずに，支援者に手伝ってもらうことがよい場合があります。

第21回

【条件反射制御法をやってみよう】維持ステージ

【本日のテーマに入る前に】

作業票で疑似作業，想像作業，キーワード・アクションの回数の確認をします。ストレス状況・つらかったことの書き出しから1話選び,「20個の書き出し」を行います。

想像作業，疑似作業をします。キーワード・アクションをします。

維持ステージ作業について

薬物・アルコールへ向かう神経活動は，条件反射制御法の治療作業によっていったん弱まったとしても，再び強くなることがあります。そうならないために，維持作業が必要なのです。

維持ステージでは，１日にキーワード・アクションを５回程度，想像作業を１日１，２回実施することが望ましいです。また，疑似作業も１日１，２回おこなうことがよいですが，覚醒剤乱用の場合，疑似注射針を家庭にもちこむのは家族の手前，むずかしい人もいるかもしれません。そのような場合は，想像作業のときに覚醒剤を作って打つ仕草を一緒におこなうことで補うことができます。外来受診のときに，疑似注射針を用いた疑似作業をします。

想像作業をくりかえすうちに，想像の情景がうすらいだり，浮かびにくくなったりしてしまうかもしれません。そのようなときは作りあげるようにして想像してください。作文は一週間に一度は読んで下さい。

日常生活

回復している状態を維持するためには,日常生活も大切です。人生の本来の目的は,薬物やアルコールをやめることではありません。

かならずしも仕事をしなければいけないということではありません。しかし，ひきこもりになって，社会とのつながりや自分の役割を遠ざける生活が長くなることは望ましくありません。昔なじみのアルコール・薬物につながりやすくなってしまいます。

自助グループミーティングに足しげく通い，仲間とつながっていることもすばらしいことです。デイケアで生活のリズムを整え，体力作り仲間作りをする人，少しずつ仕事をしてみる人，育児や家事に取り組む人，さまざまでしょう。自分なりの日中活動や課題に取り組めばいいのです。

第９回で「着手」について学びました。そうじ，ゴミ出し，書類の整理など，身のまわりにある雑用からはじめることでもよいのです。

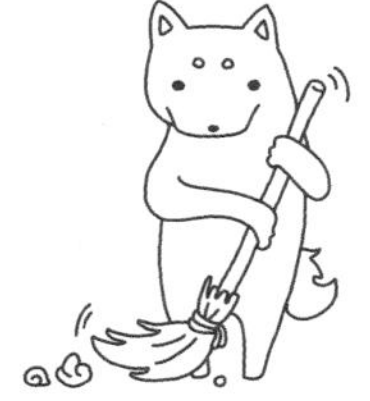

今日のワーク

○ あなたの１週間の予定をたててみましょう。

月　　日 （　　）	
月　　日 （　　）	
月　　日 （　　）	
月　　日 （　　）	
月　　日 （　　）	
月　　日 （　　）	
月　　日 （　　）	

○ あなたの明日の日中活動の計画をたててみましょう。

月　　日（　　）

0（時）	12
1	13
2	14
3	15
4	16
5	17
6	18
7	19
8	20
9	21
10	22
11	23

○（作業票が変わります）

条件反射制御法　維持ステージ　作業回数記録票

年　　　月　　氏名＿＿＿＿＿＿＿＿＿＿

日	KWA チェック	疑似 チェック	想像 チェック	備考

第22回 ふりかえり

維持ステージは正しく続けられているでしょうか。作業票を確認します。

維持ステージ作業の記録は，作業票ではなく，自分の手帳などにつけてもかまいません。続けられる方法でおこなってください。

このプログラムを通して，学んだこと，変わったことなどを話し合いましょう。

条件反射制御法のステージを維持ステージまで進んだあとで，「本当に大丈夫なのか，試してみよう」「条件反射制御法をやったから，前みたいに連続使用にならないだろうから，ちょっとやってみようかな」と，軽い気もちで再開する人がいます。絶対にやめましょう。同じことのくりかえしになりかねません。もうこれ以上，人生の貴重な時間を無駄にしてはいけません。

あなたの人生の目的は別なところにあるはずです。

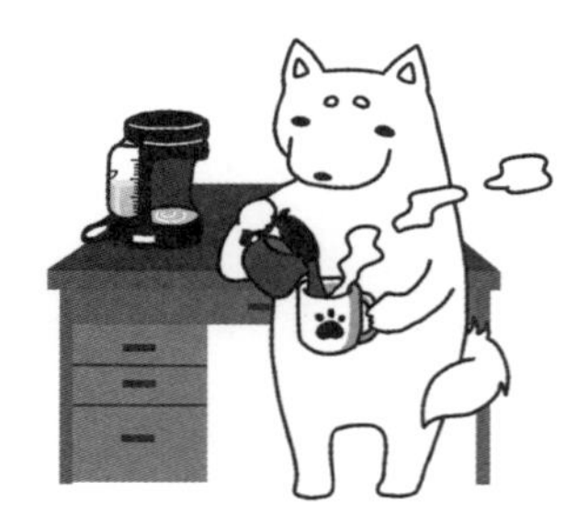

今日のワーク

○ 書き出したストレス状況，つらかったことの書き出しを１話選んで読んでみましょう。

○「一番はまっていた日」の作文を読んでみましょう。

○ 疑似作業を行います。

○ キーワード・アクションをします。

○ 書き出した「よかったこと」を１話選び，皆と話してみましょう。

文献一覧

1）平井愼二（2003）規制薬物乱用者への対応における取締処分との連携による援助職としての純化．日本社会精神医学会雑誌，12(1)，55-65.

2）パブロフ（河村治訳 ,1975）大脳半球の働きについて―条件反射学．岩波文庫.

3）融道男・中根允文・小見山実・岡崎祐士・大久保善朗監訳（1993）ICD-10 精神および行動の障害―臨床記述と診断ガイドライン．医学書院.

4）平井愼二（2015）条件反射制御法―物質使用障害に治癒をもたらす必須の技法．遠見書房.

5）大野裕監修　認知行動療法活用サイト「こころのスキルアップ・トレーニング（ここトレ）」 http://www.cbtjp.net/

＊「ここトレ」は認知行動療法を体験するサイトであり，うつ病などの精神疾患の治療をおこなうものではありません。

6）Bertolote, J.M. & Freischmann, A（2002）Suicide and psychiatric diagnosis: a worldwide perspective. WPA, 1(3); 181-185.

7）山田秀世（2018）Ｊ－マインドフルネス入門―瞑想不問のシンプル・メソッド．星和書店.

8）斎藤孝（2001）自然体のつくり方―レスポンスする身体へ．太郎次郎社.

9）福田稔（2005）自分でできる免疫療法「爪もみ」のやり方．In：安保徹，福田稔監修：「免疫を高める」と病気は必ず治る．マキノ出版，pp.14-17.

10）Schwenkmezger, P., Steffgen, G., Dusi, D.（市村操一訳，2004）怒りのコントロール―認知行動療法理論に基づく怒りと葛藤の克服訓練．ブレーン出版.

覚醒剤　疑似・想像作業　観察票

氏名　　　　　　　　　　　　年　　月　　日　開始時間　　時　　分

1．今回は　□疑似　または　□想像　の　　　回目

2．今から覚醒剤の疑似または想像をします。乱用方法は
□①静脈注射　□②皮下・筋肉等注射　□③あぶり　□④経口　□⑤経肛門
□⑥経膣　□⑦経鼻　□⑧その他

3．覚醒剤をやりたい気もちは
0　1　2　3　4　5　6　7　8　9　10

4．今出ている症状・感覚
□①本物をしているような気もちよさ　□②うれしい，わくわく　□③口のかわき
□④鼻水　□⑤よだれ　□⑥何かの味　□⑦吐き気　□⑧動悸　□⑨発汗
□⑩おなかがごろごろ　□⑪尿意　□⑫ふるえ　□⑬こわばり　□⑭ざわざわ
□⑮その他　□⑯なし

5．疑似または想像摂取を　□①完了した
□②途中で止められた　□③途中で自分でやめた

6．疑似・想像の最中に，どのような感覚があったでしょうか
□①自分の血液の逆流など実際にはないはずのものが映像のように見えた　□②口のかわき　□③本物をしているような気もちよさ　□④びりびりする感じ，何か触れる感じ
□⑤痛み　□⑥熱さ，冷たさ　□⑦音や声など何かが聴こえた　□⑧欲求の高まり（1～10で　　）　□⑨その他　□⑩なし

7．中断時に出た感情
□①がっかり　□②続けたかった　□③苦しさ　□④怒り　□⑤何も感じなかった　□⑥その他　□⑦中断していない

8．終了後残っている症状・感覚
□①自分の血液の逆流など実際にはないはずのものが映像のように見えた　□②口のかわき　□③本物をしているような気もちよさ　□④びりびりする感じ，何か触れる感じ
□⑤痛み　□⑥熱さ，冷たさ　□⑦音や声など何かが聴こえた　□⑧その他　□⑨なし

9．終了後，覚醒剤をやりたい気もちは
0　1　2　3　4　5　6　7　8　9　10

10．疑似・想像を中断，終了後に残っている感覚，欲求にキーワードアクションは
□①キーワード・アクションをしていない　□②したが，効果なし　□③効果あり
□④終了後に感覚や欲求はなし

11．□単独　□職員同席：職員名（　　　　　　　　）

飲酒　疑似・想像作業　観察票

氏名　　　　　　　　　　　　年　　月　　日　開始時間　　時　　分

1．今回は　□疑似　または　□想像　の　　　回目

2．今から飲酒の疑似あるいは想像をします。対象は
□①ビール　□②焼酎　□③日本酒　□④ウィスキー　□⑤酎ハイ　□⑥その他

3．今から飲酒の疑似あるいは想像をします。今，飲酒をしたい気もちは

0	1	2	3	4	5	6	7	8	9	10

4．今，体や気もちに出ている変化はありますか？
□①動悸　□②ざわざわ，そわそわ　□③喉のかわき　□④いらいら　□⑤ふるえ
□⑥味　□⑦発汗　□⑧なし　□⑨その他

5．疑似あるいは想像摂取を　□完了した
□②途中で止められた　□③途中で自分でやめた

6．飲酒の疑似あるいは想像の最中，どのような感覚があったでしょうか？
□①動悸　□②わくわく　□③喉を液体が通る感覚　□④いらいら　□⑤味
□⑥顔のほてり　□⑦体が熱くなる　□⑧欲求の高まり（1～10で　　）
□⑨吐き気　□⑩尿意　□⑪特になし　□⑫その他

7．中断時に生じた気もちには次のどれが近いですか？
□①妙な感じ　□②がっかり　□③続けたいと思った　□④苦しい　□⑤怒り
□⑥ほっとした　□⑦何も感じない　□⑧その他　□⑨中断していない

8．疑似あるいは想像の後で今生じている症状
□①動悸　□②わくわく　□③喉を液体が通る感覚　□④いらいら　□⑤味
□⑥顔のほてり　□⑦体が熱くなる　□⑧吐き気　□⑨尿意　□⑩特になし
□⑪その他

9．飲酒したい気もちは

0	1	2	3	4	5	6	7	8	9	10

10．疑似・想像を中断，終了後に残っている感覚，欲求にキーワードアクションは
□①キーワード・アクションをしていない　□②したが，効果なし　□③効果あり
□④終了後に感覚や欲求はなし

11．□単独　□職員同席：職員名（　　　　　　　）

ガス　疑似・想像作業　観察票

氏名　　　　　　　　　　　年　　月　　日　開始時間　　時　　分

1．今回は　□疑似　または　□想像　の　　　回目

2．今からガスをやりたい気もちは

0　1　2　3　4　5　6　7　8　9　10

3．今出ている症状・感覚

□①本物をしているような気もちよさ　□②のどや鼻の違和感　□③肺に何か入れたい感じ　□④匂い　□⑤唇のしびれ　□⑥何かの味　□⑦胸のむかつき，吐き気　□⑧動悸　□⑨息苦しさ　□⑩頭痛　□⑪その他　□⑫なし

4．疑似または想像摂取を　□①完了した
□②途中で止められた　□③途中で自分でやめた

5．疑似・想像の最中に，どのような感覚があったでしょうか

□①本物をしているような気もちよさ　□②のどや鼻の違和感　□③肺に何か入れたい感じ　□④匂い　□⑤唇のしびれ　□⑥何かの味　□⑦胸のむかつき・吐き気　□⑧動悸　□⑨息苦しさ　□⑩頭痛　□⑪欲求の高まり（1～10で　　）
□⑫その他　□⑬なし

6．疑似・想像の最中に出現した感覚にキーワードアクションは

①キーワード・アクションをしていない　②したが，効果なし　③効果あり

7．中断時に出た感情

□①がっかり　□②続けたかった　□③苦しさ　□④怒り　□⑤何も感じない
□⑥その他　□⑦中断していない

8．終了後に出ている症状・感覚

□①のどや鼻の違和感　□②肺に何か入れたい感じ　□③匂い　□④唇のしびれ
□⑤何かの味　□⑥胸のむかつき・吐き気　□⑦動悸　□⑧息苦しさ　□⑨頭痛
□⑩その他　□⑪なし

9．終了後，ガスをやりたい気もちは

0　1　2　3　4　5　6　7　8　9　10

10．疑似・想像を中断，終了後に残っている感覚，欲求にキーワードアクションは

□①キーワード・アクションをしていない　□②したが，効果なし　□③効果あり
□④終了後に感覚や欲求はなし

11．□単独　□職員同席：職員名（　　　　　　　　）

危険ドラッグ・大麻　疑似・想像作業　観察票

氏名　　　　　　　　　　年　　月　　日　開始時間　　時　　分

1．今回は　□疑似　または　□想像　の　　回目

2．今から危険ドラッグ／大麻の疑似または想像をします。乱用方法は
□①あぶり　□②経口　□③経鼻　□④その他

3．危険ドラッグ／大麻をやりたい気もちは
0　1　2　3　4　5　6　7　8　9　10

4．今出ている症状・感覚
□①本物をしているような気もちよさ　□②うれしい，わくわく　□③口のかわき
□④鼻水　□⑤よだれ　□⑥何かの味　□⑦吐き気　□⑧動悸　□⑨発汗
□⑩おなかがごろごろ　□⑪尿意　□⑫ふるえ　□⑬こわばり　□⑭ざわざわ
□⑮その他　□⑯なし

5．疑似または想像摂取を　□①完了した
□②途中で止められた　□③途中で自分でやめた

6．疑似・想像の最中に，どのような感覚があったでしょうか
□①実際にはないはずのものが映像のように見えた　□②びりびりする感じ，何かが触れる感じ　□③熱さ，冷たさ　□④音や声など何かが聴こえた　□⑤欲求の高まり（1～10で　　）　□⑥その他　□⑦なし

7．中断時に出た感情
□①がっかり　□②続けたかった　□③苦しさ　□④怒り　□⑤何も感じない
□⑥その他　□⑦中断していない

8．今出ている症状・感覚
□①びりびりする感じ，何かが触れる感じ　□②熱さ，冷たさ　□③音や声など何かが聴こえた　□④その他　□⑤なし

9．疑似，想像作業終了後に危険ドラッグ／大麻をやりたい気もちは
0　1　2　3　4　5　6　7　8　9　10

10．疑似・想像を中断，終了後に残っている感覚，欲求にキーワードアクションは
□①キーワード・アクションをしていない　□②したが，効果なし　□③効果あり
□④終了後に感覚や欲求はなし

11．□単独　□職員同席：職員名（　　　　　　　）

あとがき

CRCT：条件反射制御法は，カウンセリング，自助ミーティング，麻薬取締官との面談，就労支援など他の取り組みと併用でき，他の取り組みの効果も上げることができます。第一信号系・条件反射がある程度制御された状態のほうが，第二信号系に主に働きかける取り組みには落ち着いて向かえるからです。

このワークブックは，もともと医療法人社団ほっとステーションで実施されているアディクション学習会向けに作成し，一部はすでに使用しておりました。資料作成，学習会の運営，内容のフィードバック，写真の提供など，ほっとステーション・アディクション学習会にかかわっている多くのスタッフ，ピアサポーターにお手伝いをいただきました。以下にお名前を挙げて感謝の意を表したく存じます。

笠井利佳様，金丸真弓様，小玉則之様，坂本英司様，佐倉雅子様，佐々木涉様，清水目弘恵様，霜田麻衣子様，鈴木利弘様，田原和代様，畑山やよい様，播由紀子様，廣部洋子様，藤原弘行様，村山ひとみ様，山口ひより様　（アイウエオ順）

また，本書第７回，第９回，第 20 回の内容に関して，山田秀世先生から，森田療法の基本理念と臨床経験に基づいた助言をいただいております。ありがとうございました。

この他，ほっとステーション・アディクション学習会に参加してくださった方々に感謝いたします。

このワークブックがデイケア，入院病棟，刑務所，少年院，更生保護施設などさまざまな場で活用されることを願っています。

令和元年８月

長谷川直実

＊本書は，2016 年に刊行された『条件反射制御法ワークブック―やめられない行動を断ち切るための治療プログラム【物質使用障害編】』（遠見書房）の改訂版です。

著者略歴

長谷川直実（はせがわ なおみ）

医療法人社団ほっとステーション大通公園メンタルクリニック院長，条件反射制御法学会立ち上げに係る。
1989年，弘前大学医学部専門課程卒業（在学中に矯正医官修学生）。
同年，法務省八王子医療刑務所精神科病棟勤務，東京都立松沢病院研修医（研修期間終了後も医療刑務所と兼務）。1997年，八王子医療刑務所及び松沢病院を退職。民間病院勤務を経て，1999年からデイケア・クリニックほっとステーション，2003年から2019年3月まで月形刑務所精神科嘱託医。2005年より「北海道で更生と再犯防止を考える会」を主催。現在，北海道内の矯正施設にて，ほっとステーションスタッフとともに定期的にプログラムを実施。
主な著書：『精神科デイケア必携マニュアル』（監修，金剛出版，2011），『条件反射制御法入門―動物的脳をリセットし，嗜癖・問題行動を断つ！』（共著，星和書店，2015），『メンタルヘルスにおける地域生活支援の手引き―医療機関から手を伸ばしたつながり方』（編著，金剛出版，2019）など

平井愼二（ひらい しんじ）

独立行政法人国立病院機構下総精神医療センター薬物依存治療部長兼臨床研究部長，条件反射制御法学会会長。
1985年，徳島大学医学部卒業。昭和大学病院での研修を経て，1989年に下総精神医療センターに就職し，薬物乱用者に専門的に対応した。1995年からは2年間，ロンドン大学セントジョージ病院嗜癖行動学科へ出張。1999年に薬物乱用対策における取締処分側と援助側の∞連携を構想。この∞連携において援助側職員の態勢は，患者による規制薬物乱用を取締職員に通報しないこと，並びに，患者が同意すれば後に取締職員と面接させることで特徴づけられる。この処遇は一部で実現化し，効果を上げている。2006年に条件反射制御法を開発。2012年に条件反射制御法研究会（学会の前身）を発足させた。
ヒトの行動原理に基づいて，現在の精神科領域の技法を整理し，司法体系のあり方を適正なものにすることを活動の焦点にしている。
主な著書：『条件反射制御法―物質使用障害に治癒をもたらす必須の技法』（遠見書房，2015），『条件反射制御法入門―動物的脳をリセットし，嗜癖・問題行動を断つ！』（共著，星和書店，2015），訳書に『ステイ・クリーン―たばこ，酒，薬物とあなたの生き方』（共著，パステル書房，1998）など

物質使用障害への条件反射制御法ワークブック

2019年9月30日　初版発行

著　者　長谷川直実・平井愼二
発行人　山内俊介
発行所　遠見書房

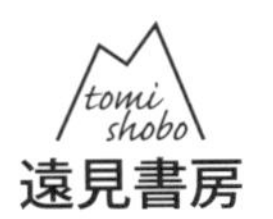

〒181-0002　東京都三鷹市牟礼 6-24-12
三鷹ナショナルコート 004
（株）遠見書房
Tel 0422-26-6711　Fax 050-3488-3894
http://tomishobo.com　tomi@tomishobo.com
郵便振替　00120-4-585728

表紙・本文イラスト：大塚美菜子

ISBN978-4-86616-095-5　C0047